콘크리트의
역습

국립중앙도서관 출판시도서목록(CIP)

콘크리트의 역습 / 후나세 슌스케 지음 ; 박은지 옮김.
-- 서울 : 마티, 2012
 224p. ; 152×225mm

원저자명: 船瀬俊介
일본어 원작을 한국어로 번역
 ISBN 978-89-92053-71-6 03610 : 13,000원
콘크리트[concrete]
건축[建築]

543.7-KDC5
693.71-DDC21

CIP2012005381

콘크리트의 역습
Concrete Stress

콘크리트에 살면 9년 일찍 죽는다

후나세 슌스케 지음 | 박은지 옮김

목차

10   한국어판에 부쳐
12   들어가며

15   **제1장.**
       콘크리트, 금속, 목재를
       비교하다

콘크리트 주택이 위험하다/생존율 콘크리트 7%, 금속 41%, 목재 85%/찬 바닥에서 수유 시간이 점점 짧아졌다/체온을 빼앗는 냉복사/비닐하우스에서 사는 사람들/'초조한' 생쥐와 '느긋한' 생쥐/냉 스트레스로 인한 신장암/바닥재가 스트레스를 조절한다/철책과 삼나무, 통나무의 스트레스 차이/거주자를 생각하는 건축/아동학대가 증가하는 이유/현대인의 이상행동/생존본능에 따른 건축재 선택/최악은 알루미늄과 콘크리트

41   **제2장.**
       아파트에 살면
       9년 일찍 죽는다

주공아파트, 도시의 수용소/콘크리트 사육상자에서 사는 사람들/두드러진 차이가 드러나다/목조 주택이 많은 지역일수록 오래 산다/스트레스가 면역력, 체력을 약화시킨다/폐암을 유발하는 라돈/목재 내장재가 건강을 지킨다/아파트가 방사능에 오염됐다/아이에게 위험한 집/건설사의 횡포

| 69 | 제3장.
아이들이 위험하다!
콘크리트 학교의 공포 | 목조 학교 건축 금지령/생명의 그릇, 건축/
콘크리트 스트레스? 조사하지 않습니다/청소년
범죄와 아동학대의 증가/아이들을 불안하게
만드는 학교/하나의 대안은 나무/나무 교실에서
공부하면 성적이 향상된다?/춥고 눅눅한
교실/온도 변화가 심한 교실 |

| 93 | 제4장.
몸도 마음도
꽁꽁 얼어붙게 하는
'냉복사' | 차가운 직장/냉복사의 공격/유독가스에 노출된
공사현장/피로와 집중력 감퇴/비닐 장판에서
생활하는 아이들/병든 학교 신드롬 |

| 111 | 제5장.
노출콘크리트는
유해 건축이다 | 콘크리트 강박증/나무를 멀리하는 대형
건설사들/불길한 존재감, '도시 게릴라 주택'/
르 코르뷔지에의 계보/직감·몽상·광기의
건축/비극의 시작/대학의 건축교육 실태/
탁상 행정 |

	제6장.	천 년의 건축물/날림공사, 콘크리트 열화의
129	위험한	주범/「콘크리트 신화의 붕괴」,가 던진 돌/염해로
	콘크리트 문명	붕괴한 오키나와의 콘크리트 주택/강알칼리가
		탄산가스로 중성화/내부로 스며든 염분이
		부식을 가속시킨다/콘크리트 문명을 녹이는
		산성비/물기가 흥건한 콘크리트 반죽/오래된
		콘크리트 반죽도 위험하다/누더기 아파트/
		비극의 삼풍백화점

	제7장.	나무가 건강을 지킨다/이시하라 공무점의
153	건강을 생각한다면	사례/한신 대지진이 할퀴고 간 자리/목조
	마감만은	주택은 화재에 약하다?/중국의 숲에서
	목재로 바꾸자	배우다/장인의 마음으로 건물을 짓다/건강한
		통나무집 인테리어/주거 공간의 재활용/바닥을
		바꾸면 건강해진다/일본과 한국에만 존재하는
		대형 건설사/지금 대기업은 붕괴 위기

	제8장.	오구니 마을의 나무 이야기/삼나무가 부른
177	유서 깊은	성공/3층 이상 건물도 목조로/목조 건축공법의
	나무마을	혁명/건강한 집짓기를 목표로/목조 건축비는
		콘크리트의 3분의 1/다케나카 공무점의 제안

	제9장.	
197	나무 향기가 가득한 학교	문부과학성의 반성/학교 건물을 목재로 바꾸어라/오구니 마을 아이들의 즐거운 목소리/나무의 효과/사쿠라 보육원 이야기

	제10장.	
209	잘 가거라, 콘크리트 상자여	생명을 기르는 나무/녹색과 α파의 관계 증명/ 실내 습도 유지를 위한 목재 마감/나무에서 살면 건강해진다

218 마치며
220 옮긴이의 말

한국어판에 부쳐

'집'은 삶을 담는 그릇이고, 인생을 담는 그릇이다. 그런데 그 그릇이 사는 거주자의 건강을 해치고 있다. 최근에는 '새집증후군'을 통해 화학 건축 재료에서 유해물질 VOC(휘발성유기화학물)가 나온다는 것이 널리 알려졌다. 또한 전자파의 유해성도 경고하고 있다. 하지만 건축에 의한 제3의 피해―콘크리트 스트레스―에 대해서는 전혀 알려져 있지 않았다.

이 책을 쓴 2002년 이전까지 콘크리트의 악영향을 경고하는 책은 전무했다. 그것은 10년이 지난 현재도 변함이 없다. 어째서 언론과 건축학계가 이 콘크리트 스트레스에 대해서 언급하지 않는 것일까?

이유는 간단하다. 콘크리트 산업이 대기업의 이권과 맞물린 거대한 산업이고, 언론과 학계의 거대 스폰서이기 때문이다. 즉, 광고비와 연구비 등의 '압력'이 진실에 대한 보도와 연구를 억압하고 있다.

그러나 2011년 3월 후쿠시마 원전 사고로 원자력 산업과 언론, 학계 등의 유착이 만천하에 드러났다. 이와 같은 유착은 여러 분야에서 횡행하고 있다. 나는 일체의 압력을 떨치고 한사람의 비평가로서 진실을 전하고 싶었다.

일본에서 건축 붐이 붕괴한 것과 같은 현상이 현재 한국에서도 벌어지고 있다. 하지만 여전히 한국 사람들은 대규모 아파트에 대한 동경을 품고 있는 것 같다. 예외 없이 철근콘크리트로 건설된 아파트는 콘크리트 스트레스의 '소굴'일 뿐이다.

'콘크리트 집에 살면 9년 일찍 죽는다.' 이것은 시마네 대학의 종합이공학부 나카오 데츠야 교수의 연구를 통해 밝혀진 진실이다. 콘크리트는 그 안에 사는 사람의 체열을 빼앗고 면역력을 약화시켜 각종 질병과 암을 유발한다. 또한 정신을 병들게 하여 '초조함', '불안'을 느끼게 한다.

그와 비교하여 천연소재인 목재는 체열을 빼앗지 않는다. 콘크리트의 상자에서 길러진 생쥐의 생존율이 겨우 7%인데 비해 목재 상자에서는 85%라는 차이가 이 사실을 증명한다.

목조 학교와 콘크리트 학교를 비교한 조사에서 콘크리트 학교의 학생들은 '심신의 피로'(3배), '초조함'(7배), '두통'(16배), '복통'(5배) 등 참담할 정도의 생물학적 피해를 받고 있음이 드러났다. 차가운 콘크리트 건물과 따뜻한 목조 건물에서의 스트레스가 이만큼이나 다른 것이다.

한국의 독자들이 부디 일본인이 해온 실패를 반복하지 않기를 바란다. 가장 이상적인 주택은 목조 주택이고 흙과 돌, 종이와 같은 천연소재로 지은 집이야말로 평온한 삶을 온전히 담을 수 있는 그릇이다. 선조들이 성실하게 일궈온 한국의 전통을 다시 한 번 되돌아볼 때이다. 진정한 지혜는 전통에서 구할 수 있다.

2012년 10월
후나세 슌스케

들어가며

"아파트 같은 콘크리트 집에 살면 목조 주택에 사는 사람보다 9년 일찍 죽는다"는 말은 현대 건축계의 금기어다. 콘크리트로 지은 대규모 집합주택들이 우리 주위를 온통 뒤덮고 있는데, 그 스트레스가 목숨을 위협한다니 도대체 무슨 이야기일까?

이 책은 시마네 대학교 종합이공학부의 연구로부터 출발한다. 연구팀은 건축업계의 거대한 금기를 파헤쳤다. 이 책의 첫 번째 목적은 콘크리트에 대한 진실을 제대로 밝히고, 건축계와 건설 마피아들 사이에 얽힌 거대한 이익 구조를 파헤치는 것이다.

두 번째 목적은 건축 재료로서 '목재'에 대한 이해를 높이는 데 있다. 나무로 건축물의 안팎을 마감하면 콘크리트의 단점을 상당 부분 보완할 수 있다. 아파트를 비롯해 거대한 콘크리트 건물에 살고 있다고 해서 당장 몸에 이상이 생길지도 모른다고 겁낼 필요는 없다. 내부를 목재로 마감하는 것만으로도 목조 주택과 거의 동일한 안정성과 쾌적함을 얻을 수 있다.

콘크리트 건물이 몸을 차게 만든다는 속설이 있다. 나는 실제 측정을 통해 몸속에서부터 열이 빠져나간다는 결과를 확인했는데, '냉복사(외부의 냉기가 콘크리트 벽체를 타고 건물 내부로 전이되는 현상)가 그 원인이었다. 체온이 낮아지면 면역기능이 떨어져 바이러스에 쉽게 감염되고, 자율신경계의 교감신경에도 이상이 생길 수 있다.

시즈오카 대학 연구부가 진행한 콘크리트, 금속, 목재 상자에서의 쥐 사육실험 결과는 충격적이다. 콘크리트 상자에서 사육한 쥐의 생존율은 고작 7%로, 금속 상자 41%, 목재 상자 85%에 비해 현저히 낮은 수치를 보였다. 연구자는 생존율에 가장 큰 영향을 미친 요소로 '체온'을 꼽았다.

그렇다면 일상에서 콘크리트 스트레스가 가장 심각한 곳은 어디일까? 다른 내외부 마감재를 사용하지 않고 철근콘크리트 벽체가 훤히 드러나는 대표적인 건물을 떠올리면 쉽게 알 수 있다. 바로 '학교'이다. 십여 년 전 유행성독감으로 수업을 쉬었던 학교에 관한 조사 자료를 보면 목조 학교는 10.8%에 그쳤지만, 철근콘크리트 구조의 학교는 22.8%로 나타났다. 건강에 관한 조사에서도 콘크리트 학교에서 피곤함 3배, 초조함 7배, 두통 16배, 복통 5배로 무척 높게 나타났다. 정서불안, 각종 알레르기와 피부질환 같은 아이들에게 많이 나타나는 증상을 오직 건축 자재 탓으로만 돌릴 수는 없지만 콘크리트의 위험을 경고하기에는 충분한 수치이다.

콘크리트 스트레스는 이것이 전부가 아니다. 도카이 대학교 의학부의 오우사카 후미오 교수는 6층 이상의 고층에 사는 임산부의 유산율이 저층에 비해 5배 이상 높고 임신우울증을 호소하는 비율도 4배라는 연구 결과를 발표했다. 더불어 고층에 사는 어린이일수록 체온이 낮고, 고령자의 경우 고혈압과 치매 발생률이 높았다고 한다. 높은 곳에서 좋은 전망을 즐기며 사는 대가로 건강을 담보해야 한다면, 초고층 아파트에서 사는 일을 다시 한 번 생각해 봐야 하지 않을까?

콘크리트는 유해방사능인 라돈(Radon)을 방출하기도 하는데, 실제로 대만의 한 아파트에서 이 방사능 물질이 검출돼 주민들을 공포에 몰아넣은 적이 있다. 구소련의 원자력 잠수함과 원자로 해체에서 나온 철근 폐기물이 대만으로 흘러들어가 아파트 구조재로 사용한 철근의 원료로 둔갑한 것이다. 이와

비슷한 사고가 다시 발생하지 않는다는 보장이 없다.[1]

문제의 본질은 근대 이후 건축 주재료로 콘크리트가 널리 쓰이고 있다는 점이다. 이 책은 학술자료와 연구자 인터뷰를 통해 편리함과 튼튼함으로 널리 인정받은 콘크리트의 불편한 진실을 드러내고자 한다. 그보다 더 중요한 점은 현실에서 어떻게 이 단점들을 보완하고 극복해 나갈 것인가 하는 문제이기에, 막연한 위기감을 조장하기보다 합리적이고 효과적인 해결책을 구체적으로 제시하고자 노력했다.

콘크리트 주택을 떠나 목조 주택에서 사는 것이 가장 간단한 해결책이겠지만, 현대 도시 생활에서 모든 사람이 이를 실현하기란 불가능에 가깝다. 따라서 모든 건물을 목조로 바꿀 수 없다면, 목재를 사용해 내외부를 마감하는 방법을 차선으로 고려해야 한다.

바람직한 건축과 도시 계획이라면 디자인에 앞서 '환경'과 '건강'을 우선적으로 생각해야 한다. 하지만 지금 전 세계를 휩쓸고 있는 노출콘크리트 건축물에는 환경과 건강에 대한 고민이 담겨 있지 않다. 콘크리트 일변도에서 벗어나 나무와 흙 등 천연소재를 살린 21세기형 도시와 거리, 나아가 녹색마을을 이루는 것이 지속가능한 공동체의 미래가 아닐까?

눈과 마음을 건강하게 만들어주는 집, 그런 풍요로운 풍경이 우리 앞에 펼쳐지기를 기대해 본다.

---

[1] 실제로 2012년 1월 일본 후쿠시마현의 아파트에서 방사능에 오염된 자갈을 건축자재로 사용해 방사능 수치가 높게 검출되는 사건이 있었다. 우리나라에서도 2011년 11월 노원구의 도로에서 방사능이 검출되어 해당 도로의 아스팔트를 수거하고, 같은 시기에 포장된 서울시 전역의 도로를 전수검사하는 소동이 벌어졌다.

제1장.

콘크리트, 금속, 목재를 비교하다

콘크리트 주택이 위험하다

① 철근을 넣은 콘크리트 사육상자: 두께 3.1cm
② 아연 철판으로 만든 금속 사육상자: 두께 0.4cm
③ 편백 판재로 만든 목재 사육상자: 두께 1.8cm

세 비교군을 세로 11cm, 가로 17cm, 높이 30cm의 동일한 크기로 각각 10개씩 준비한 뒤, 30개의 상자를 긴 실험대(높이 78cm, 나무 상판 두께 2.5cm) 위에 일정한 간격으로 정렬시켰다(철골조립식 축사에 설치). 각 사육상자의 바닥에는 동일한 양의 톱밥을 깔았으며, 실험은 온난기(4~7월), 혹서기(7~9월), 한랭기(10~12월)로 구분해 상자 안에 같은 생체 조건의 실험쥐를 사육했다. 온도, 습도, 사료의 질과 양 등 나머지 조건은 모두 동일한 상태에서 오직 사육하는 '공간'의 재료만 달랐다.

실험에는 시즈오카 대학 아리마 교수와 미즈노 히데오 교수가 공동으로 참여했다. 목재물리 전공인 아리마 교수가 목재의 제공을 맡고, 가축학 전공인 미즈노 교수가 실험쥐의 발달 상태를 측정, 분석했다. 이처럼 나무와 콘크리트, 금속 사육상자로 건축재가 생체에 미치는 영향을 비교하는 연구는 세계적으로도 매우 독특한 시도였다.

생존율 콘크리트 7%, 금속 41%, 목재 85%

우선 각 사육상자에 실험쥐 암수 한 쌍을 넣고 새끼를 낳게 한 다음, 새끼 실험쥐가 어떻게 성장하고 행동하는지와 더불어 세부적인 발달 상태를 상세히 관찰, 기록했다. 차이가 가장 두드러진 시기는 4월에서 7월에 걸친 온난기(평균 기온 25도 전후)였는데, 각 상자의 새끼쥐 생존율에 두드러진 차이가 보였다.

생후 20일에 접어들자 목재 상자의 새끼쥐들은 85%가 건강한 발육을 보인 반면, 금속 사육상자의 생존율은 41%로 떨어졌다. 콘크리트 사육상자의 생존율은 온난기 때 생후 열흘 만에 10% 이하로 낮아져 연구자들을 당혹케 했다.

실험쥐의 사육상자와 사람의 주거 환경을 어디까지 동일하다고 판단할지에 대해서는 이견이 있을 수 있겠지만, 실험의 결과는 목조에 비해 콘크리트의 환경이 '유해할 수 있다'는 판단을 내리기에 충분했다. 사육상자의 재료 하나로 생존율이 이처럼 크게 달라진 이유는 무엇일까? 아리마 교수는 재료에 따라 실험쥐의 체온이 달라졌기 때문이라고 설명한다.

"각 실험군이 모두 동일한 조건에서 외부 온도의 변화 또한 일정했기 때문에, 실험쥐의 체온에 영향을 미친 유일한 요소는 사육상자의 재료뿐이었습니다. 특히 어린 생명체일수록 온도에 민감하게 반응하는데, 콘크리트에서 가장 낮은 체온을 보였지요. 이런 결과는 콘크리트가 목재에 비해 열전도율이 10배 이상 높다는 사실을 증명합니다. 특히 꼬리나 발바닥의 체온이 낮았는데, 이것이 실험쥐 사망률에 가장 큰 영향을 미쳤습니다."(『건축저널』 2001년 3월호)

여기서 의문이 하나 생긴다. 왜 금속 사육상자의 생존율은 41%로 콘크리트보다 무려 세 배나 높은 결과를 보였을까? 열전도율이 문제라면, 콘크리트보다 열전도율이 높은 금속 상자에서 더 많은 열손실이 있었을 것 아닌가?

연구진이 찾아낸 원인은 사육상자가 놓인 실험대의 '나무 상판'이었

표 01 **새끼쥐의 생존율과 발육곡선**
시즈오카 대학 농학부 연구보고(1987)

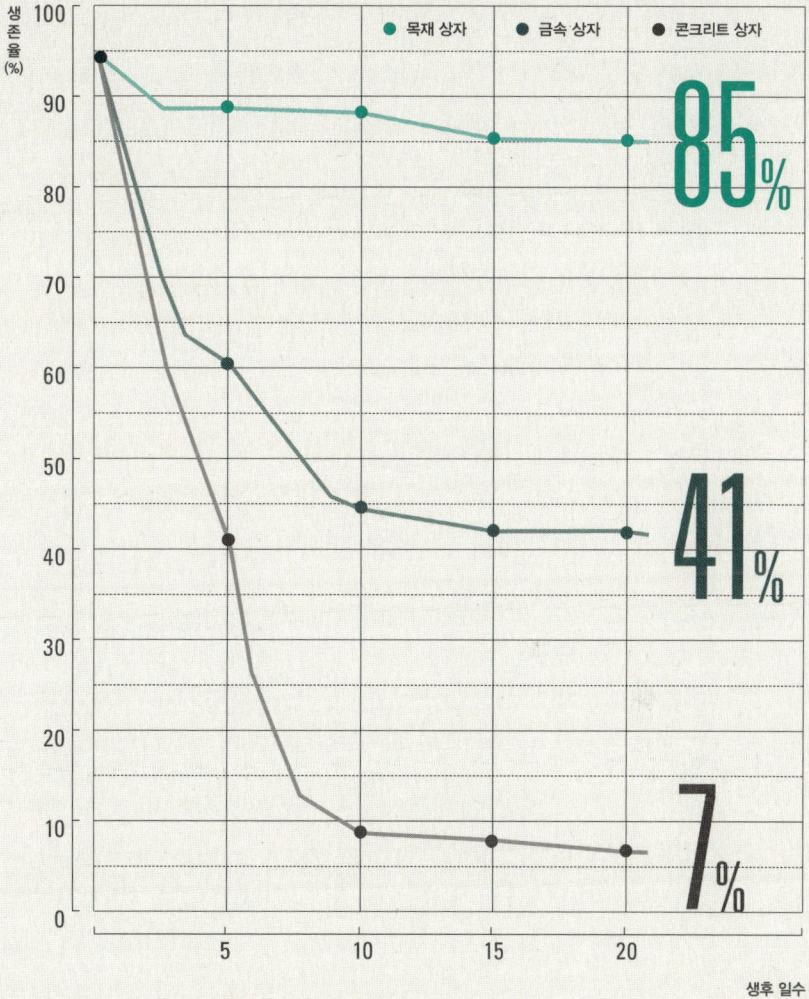

콘크리트의 역습 19

다. 금속 상자의 두께는 0.4cm에 불과했지만 상자가 놓인 2.5cm 두께의 목재 상판이 금속의 열전도를 막아주었던 것이다. 이에 반해 콘크리트 사육상자의 두께는 3.1cm로, 재료 자체의 영향이 실험쥐의 체온에 절대적인 영향을 미친 것이다. 만약 금속 상자를 두께 3cm짜리 철판으로 제작했다면 생쥐들의 생존율이 콘크리트 사육상자와 비슷한 수치를 보였을 것이다.

찬 바닥에서 수유 시간이 점점 짧아졌다

쥐들의 행동 패턴도 함께 기록하던 연구진은 어미쥐가 수유할 때 보이는 행동과 수유 시간에 주목했다. 보통 새끼에게 수유를 할 때 어미는 바닥에 편안히 배를 깔고 엎드린다. 목재 사육상자에서 어미는 상자 어느 곳에서든 망설임 없이 엎드려 수유를 한 반면, 금속과 콘크리트 상자의 어미쥐들은 톱밥이 조금이라도 두껍게 깔린 곳을 한참이나 찾아다녔다. 수유를 하는 동안에도 한자리에 오래 머물지 못했는데, 바닥의 냉기가 몸에 전달되었기 때문이다. 잦은 이동과 망설임으로 인해 금속과 콘크리트 상자 속 실험쥐들의 수유 시간은 점점 짧아졌다.

"어미가 움직이면 사육상자 안의 새끼들이 흩어집니다. 그러면 어미로부터 떨어지게 되니 새끼들의 체온이 떨어집니다. 새끼들은 땀을 많이 배출하는데, 체온이 낮아지면 땀이 식으면서 피부 표면이 끈적이게 됩니다. 연구자들이 콘크리트에서 자라는 실험쥐를 잡았을 때 표면이 끈적이고 차가웠던 이유는 바로 이 때문이지요. 몸이 끈적거리면 새끼들의 움직임은 불편해지고 더 빨리 지치게 됩니다. 짧아진 수유 시간 때문에 극심한 스트레스도 겪죠. 이에 반해 목재 상자에서 자란 실험쥐의 몸은 끈적이지 않았습니다. 나무가 습기를 빨아들이면서 적정한 습도와 온도를 유지할 수 있었기 때문입니다."

체온을 빼앗는 냉복사

우리는 일상생활에서도 콘크리트의 찬 기운을 경험할 수 있다. 콘크리트 벽에 손을 대면 한여름에도 서늘한 기운이 느껴지고, 건물 전체를 콘크리트로 노출시킨 장소에 들어가면 더 직접적으로 콘크리트의 찬 기운을 체감할 수 있다. 바로 콘크리트의 '냉복사' 작용 때문이다. 복사란 적외선(열선)에 의해 열이 이동하는 물리현상으로, 몹시 추운 외부에서도 모닥불 가까이에 손을 대면 따뜻해지는 상황을 떠올리면 된다. 그 반대의 작용이 냉복사인데, 얼음기둥에 가까이 가면 서늘해지고 손바닥을 대보면 금방 손이 차가워지는 물리적 현상이다. 얼음기둥이 손바닥의 열을 빼앗는 것이다.

직접 만지지 않고 가까이 다가가는 것만으로도 콘크리트 벽체는 체열을 빼앗아간다. 이것이 이른바 '냉열 스트레스'이다. 콘크리트 사육상자에서 죽은 실험쥐도, 철근 콘크리트 학교에서 추위를 타는 아이들도, 사무실에서 종일 고단한 샐러리맨들도 냉열 스트레스의 희생자라고 말할 수 있다.

다시 시즈오카 대학 실험으로 돌아가 보자. 혹서기(7~9월)와 한랭기(10~12월) 실험은 어땠을까? 한랭기에는 추위로 인해 모든 사육상자의 실험쥐가 전멸했다. 실험이 단열 성능이 없는 조립식 축사에서 실시되었기 때문에 쥐들이 아침과 저녁의 저온과 일교차를 견디지 못했다. 반대의 이유로 혹서기 실험 결과도 비슷했다. 세 종류의 사육상자의 거의 모든 생쥐들이 살아남았는데, 일평균 약 30도의 무더위 속에서 콘크리트와 금속의 냉복사 작용이 완화되었기 때문이다. 그렇지만 재료에 따라 발달 상태는 달랐다. 금속과 콘크리트 사육상자의 실험쥐는 체중이 크게 달라지지 않았던 반면, 목재에서 사는 실험쥐의 체중은 급격하게 증가했다.

온난기 실험에서 목재 상자의 실험쥐들은 성장이 순조로웠다. 일단 갓 태어난 생쥐가 눈을 뜨는 시기가 금속과 콘크리트보다 2주 정도 빨랐다.

더불어 눈길을 끄는 것은 생식세포의 무게이다. 목재에서 생존한 수컷의 정소 무게는 평균 41.8mg인 반면 콘크리트에서는 29.6mg으로, 70% 수준밖에 발달하지 않았다는 사실을 확인할 수 있다. 암컷은 어떨까? 목재 사육상자의 경우 난소의 무게가 4.91mg, 콘크리트는 2.92mg이었다. 역시 60% 정도밖에 발달하지 못했다.

자궁의 발달은 더욱 두드러진 차이를 보였다. 목재 상자에서 사는 실험쥐의 자궁은 25.5mg인 것에 비해, 콘크리트는 13.2mg으로 겨우 50%에 불과했다. 비슷한 생존율을 보인 여름 혹서기에도 생식기의 발달 상태는 큰 차이를 보였다. 이 결과를 바탕으로 아리마 교수는 건축재료에 관한 연구가 보다 활발하게 이루어져야 한다고 주장했다.

"생식기는 스트레스에 가장 민감하게 반응하는 신체기관입니다. 특히 추운 환경에 민감하게 반응합니다. 인체의 경우도 마찬가지입니다. 콘크리트 주거문화에 대한 연구가 더 면밀히 이루어져야 하는 이유입니다."

표 02 **생존한 새끼쥐의 체중 변화**
· 시즈오카 대학 농학부 연구보고(1987)

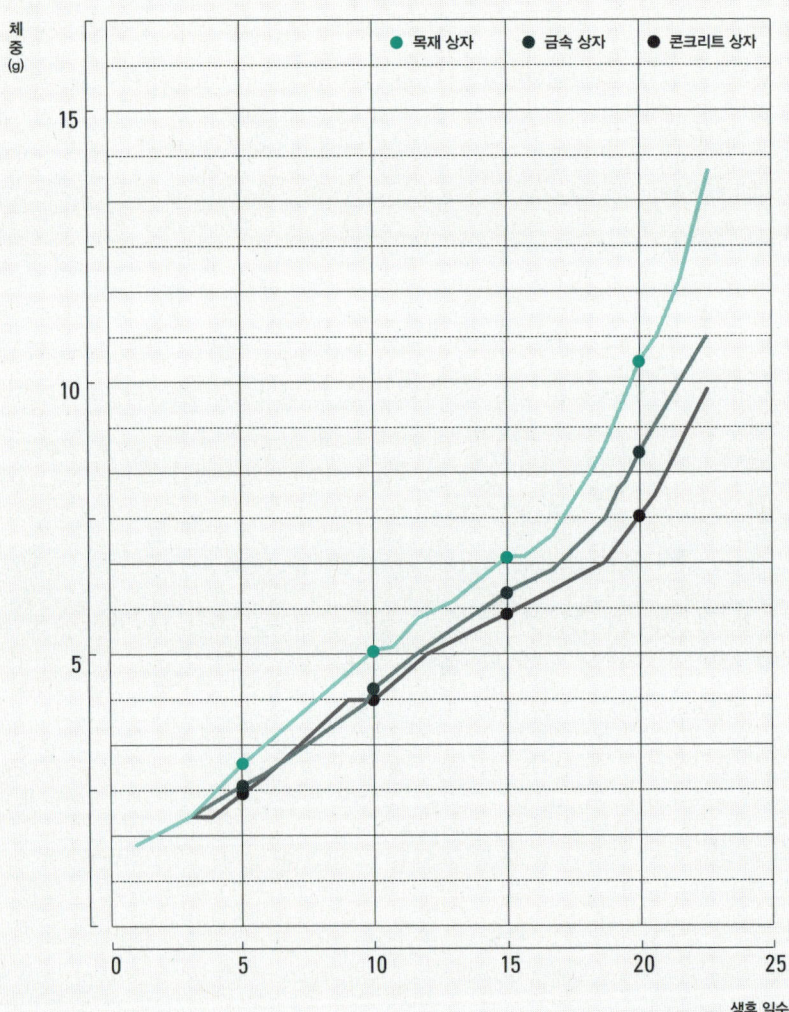

비닐하우스에서 사는 사람들

세 가지 재료에서 발견되는 또 다른 차이는 '습도 조절 기능'이다. 콘크리트와 금속은 습기를 머금지 않는다. 따라서 금속과 콘크리트 상자 안은 새끼 실험쥐가 흘린 땀 때문에 눅눅해지고, 생쥐의 피부는 끈적이고 체온이 떨어졌다. 반면에 목재는 주변의 습기를 흡수하는 동시에 열을 조금 발생시킨다. 땀이 식을 때 시원하게 느껴지는 것과 반대의 원리이다. 그 결과 목재 상자의 내부는 쾌적하고 적당히 따뜻한 상태가 유지되었다.

'습기를 흡수하지 못한다'는 것은 콘크리트와 금속의 치명적인 단점이다. 사육상자 실험을 통해 우리는 콘크리트 건물에 들어가면 서늘한 동시에 눅눅한 느낌이 드는 원인이 무엇인지 알 수 있었다. 일본의 90%에 가까운 주택에 보급된 '비닐 벽지'(vinyl cloth)도 마찬가지다. 원래는 염화비닐(vinyl chloride)이라고 불리던 것이 어느 샌가 그냥 벽지(cloth)라는 이름으로 판매되고 있다. 하지만 그 실체는 비닐에 불과하다. 일본인 열에 아홉이 '비닐하우스'에 살고 있는 셈이다. 자신이 살고 있는 집의 내장재도 제대로 알지 못하는 나라가 어떻게 IT정보화 사회라는 것인지, 웃음이 나올 뿐이다.

'초조한' 생쥐와 '느긋한' 생쥐

이처럼 생존과 직결되는 사육상자 안의 스트레스는 쥐의 행동, 반응에서도 드러난다. 연구자가 체중을 측정하기 위해 실험쥐를 잡았을 때, 콘크리트와 금속 상자의 생쥐는 공격적인 반응을 보였다. 냉복사로 인해 체온을 빼앗기면 스트레스가 쌓이는데, 그 상황에서 인간에게 붙잡혀 패닉에 빠진 것이다. 한편, 목재 상자의 생쥐는 붙잡혀도 가만히 있었고 계량도 순조롭게 할 수 있었다. 스트레스에 따른 차이가 '느긋함'과 '초조함'의 양극단으로 나타났다고 할 수 있다.

냉 스트레스로 인한 신장암

시즈오카 대학의 실험에서 또 한 가지 놀라운 사실이 발견되었다. 콘크리트 상자의 실험쥐 신장에서 암의 일종인 수종(水腫)이 확인된 것이다. 아리마 교수는 이것도 냉(冷) 스트레스의 결과로 보고 있다. 냉랭한 콘크리트 사육상자 속 생쥐들은 생존을 위해 피하지방이 발달했다. 그리고 지방의 비정상적인 증가가 간과 신장에 부담을 주어 신장암을 유발했다는 것이다.

스트레스는 개체의 면역기능을 떨어뜨린다. '불쾌'한 환경에 놓인 실험군과 '쾌적'한 환경에 놓인 실험군을 비교하면 면역력의 현격한 차이를 확인할 수 있다. 면역력은 체내에 발생한 암세포를 공격하고 증식을 억제한다. 노화나 다른 대부분의 질병은 면역기능의 쇠퇴로 발생하는 것이다. 그리고 면역기능이 극단적으로 약해진다는 것은 곧 죽음을 의미한다. 이처럼 콘크리트 집에서의 생활은 암과 죽음으로까지 이어질 수 있다. 이 실험에 대해『건축저널』은 다음과 같이 결론지었다. "인간은 환경에 여러 기술로 대처할 수 있다. 하지만 주변 환경 조건이 동일하다 할지라도 우리들이 접촉하는 부분의 열전도율이나 습도 조절 기능이 생존에 커다란 영향을 미친다는 것을 이 실험은 시사하고 있다."

바닥재가 스트레스를 조절한다

시즈오카 대학에서는 또 하나의 실험을 진행했다. 콘크리트 상자의 바닥재를 달리하여, 보다 인간의 생활 조건과 유사한 환경을 제공한 실험이었다. 이번 실험은 콘크리트 상자 내부에 오늘날 주택의 바닥재로 사용하는 재료들을 깔고 쥐들의 생존율을 비교했다.

① 콘크리트 사육상자+바닥에 합판(두께 2.4mm)
② 콘크리트 사육상자+①의 합판에 폴리우레탄 도장
③ 콘크리트 사육상자+염화비닐쿠션 바닥재
④ 콘크리트 사육상자+바닥재를 깔지 않음(이전 실험대로)
⑤ 목재 사육상자(대조군, 이전 실험대로)

이 다섯 가지 조건으로 실험을 진행한 결과, ①~③의 바닥재를 깐 사육상자에서는 생쥐의 생존율이 ⑤의 목재 상자와 거의 비슷한 수준으로 향상되었다. 다시 한 번, 바닥을 통해 체열을 빼앗기는 것이 실험쥐 생존에 가장 큰 영향을 미친다는 사실을 증명된 것이다.

하지만 간신히 생존했다고 해도 내장기관의 무게는 차이가 있었다. 수컷의 정소의 발달 상태는 ⑤의 목재 사육상자를 100%로 했을 때, ①95%, ②92%, ③88%, ④71%로 나타났다. 암컷의 난소도 ①99%, ②84%, ③92%, ④73% 정도의 차이를 보였다.

①의 합판에 비해 ②폴리우레탄 도장과 ③염화비닐쿠션에서의 생식기 발달이 다소 떨어지는 이유는 '습도 조절 기능'이 없는데다 휘발성이 강한 재료이기 때문으로 연구진은 추측했다. 하지만 콘크리트 바닥에 다른 소재를 덮음으로써 콘크리트 스트레스를 상당부분 완화할 수 있다는 점은 주목할 만

하다. 특히 합판 바닥에서는 목재 사육상자와 거의 비슷한 결과가 나왔는데, 마감재를 목재로 바꾸는 것이 콘크리트 스트레스를 방지할 수 있는 하나의 대안이라는 사실을 뒷받침한다.

철책과 삼나무, 통나무의 스트레스 차이

후쿠오카 대학교 건축학과의 스가이 교수는 실험쥐의 사망률이 93%에 달할 정도로 큰 스트레스의 원인으로 냉복사를 지적했다. 이에 대해 아리마 교수는 냉복사라고 단정 지을 수는 없지만, 콘크리트와 나무의 열전도율 차이가 일정 부분 생쥐의 생존율에 영향을 미친 것은 분명하다고 답했다. 콘크리트 사육상자 안의 생쥐들은 체온이 낮아지면서 면역력이 떨어지고 쉽게 질병에 노출되기 때문이다. "콘크리트 바닥에 직접 닿은 채 생활하면 콘크리트에 빼앗기는 열이 크기 때문에 생쥐의 몸 표면에 땀이 끈적거리며 남는 동시에 체온 저하를 일으킵니다. 이에 반해 목재는 내부의 습도를 조절해 상자 안을 쾌적한 상태로 유지합니다."

아리마 교수는 정확한 생존율은 판단하기가 상당히 어렵기 때문에, 그보다는 상자의 재료와 생쥐의 행동 사이의 관계에 주목했다고 한다. 실험 과정에서 어미쥐가 새끼쥐를 물어 죽인다거나 쥐들이 서로를 공격하는 이상 행동이 관찰됐기 때문이다. 불안한 환경에 처하면 개체들 간의 싸움이 늘어나는 현상은 자연계에서 흔히 발생하는 일이다. 가축 사육 연구자들은 철제 파이프 울타리와 삼나무·통나무로 만든 울타리에서 생활하는 동물들이 받는 스트레스가 다르다고 말한다. 대형 선박을 건조할 때도 선체 자체는 철제라 하더라도 선원들의 생활공간인 선실은 목재로 마감하는 것이 정설이다. 항해 도중 스트레스가 극에 달한 선원들 사이에서 발생할 수 있는 사고를 줄이기 위한 방안인 것이다.

만일 목조 주택이 무리라면, 마감재만이라도 목재를 사용해야 한다. 앞선 실험에서도 콘크리트 사육상자에 합판(2.4mm 두께)을 붙인 경우에 목재 상자와 비슷한 효과를 확인할 수 있었다.

거주자를 생각하는 건축

연구보고서 말미에 붙은 아리마 교수의 지적은 현대인의 주거환경에 대한 큰 시사점을 제시한다. "환경에 관한 문제를 일반론으로 접근해서는 안 됩니다. 평균적인 상황만 고려한다면 예외적인 무수한 상황은 놓칠 수밖에 없겠지요. 그래서 지금까지 아토피 같은 거의 대부분의 환경성 질환이 늘 예외로 치부되어 왔습니다. 그러나 예외적인 상황이야말로 적극적으로 관심을 기울이고 대비해야 하는 중요한 지점입니다."

이 말은 '건축은 항상 약자를 지향해야 한다'는 충고와 같다. 오늘날 건축가들은 예술적 건축이나 독창적인 건축에 심취해 있다. 이 자체가 문제라고 볼 수는 없겠지만 확실히 약자를 위한 배려가 느껴지는 방향은 아니다. 그 전형이 일본 전역에서 볼 수 있는 노출콘크리트 공법을 사용한 보육원과 학교이고, 철근콘크리트로 지은 병원, 양로원이다. 지금 일본열도는 '약자를 죽이는' 비인간적인 건축으로 온통 뒤덮여 있다. 지금까지 건축계는 건축물 관리를 최우선으로 고려했다. 그러나 앞으로 건물을 지을 때는 거주하는 사람, 생활하는 사람을 중심으로 모든 사안을 고려해야 한다. 기본적으로는 어린이와 노인 같은 약자의 상황을 중시해야 한다. 아리마 교수 또한 건축이 농업에서부터 다시 시작해야 한다고 역설한다. 예를 들어 옥상에 숲을 가꾸는 발상처럼 친자연적이고 생태와 환경을 생각하는 건축이어야 한다는 것, 즉 '생명을 기른다'는 마음가짐이 필요하다는 것이다.

아동학대가 증가하는 이유

'아동학대'라는 말은 적어도 내 어린 시절에는 존재하지 않았지만, 이제는 하루라도 들리지 않는 날이 없을 정도로 심각한 문제가 되었다. 자연계에서는 부모가 자식을 죽이는 일을 상상하기 힘들다. 그런데 일본에서는 최근 10년 동안 아동학대가 무려 10배 이상 증가했다. 사이타마현의 경우 자그마치 20배에 달한다. 인류는 지금 경제뿐만 아니라 마음과 정신, 행동까지 좀먹히고 있다. 그 원인으로 물과 공기, 음식물, 주택 등의 환경오염과, 화학물질, 전자파로 인한 뇌 발달 저해와 신경-행동 이상을 들 수 있다. 거기에 하나 추가해야 할 것이 바로 콘크리트이다.

나고야 대학교 농학부에서 시즈오카 대학의 사육상자 실험과 동일한 실험을 진행하던 연구자들은 충격적인 광경을 목격했다(두 실험의 조건 가운데 다른 점은 나고야 대학의 실험군은 금속 사육상자의 소재로 알루미늄을 사용한 정도이다).

콘크리트 사육상자와 알루미늄 사육상자의 생쥐들이 실험 초기부터 이상한 행동을 보이기 시작한 것이다. 어미는 새끼에게 젖을 물리기를 거부했고, 게다가 어미가 다가오는 새끼를 잡아먹는 포식이상 현상까지 관찰되었다. 전문가들은 부모의 스트레스와 정서불안을 포식이상의 원인으로 지적했다. 더불어 극한의 상황에서 생존이 힘들어진 새끼를 어미가 물어 죽였을 가능성도 제기되었다.

이상은 아비쥐에게서도 관찰되었다. 두 대학의 실험은 모두 콘크리트, 금속, 목재의 세 종류로 만든 사육상자에 암수 한 쌍을 넣고 번식시킨 다음 새끼의 생장을 관찰한 내용이었다. 야생에서는 어미쥐가 육아에 들어가면 아비쥐의 역할이 끝난다. 실험에서도 그와 같은 야생의 조건에 맞춰 이후 아비쥐들을 한 상자에 옮겨 넣고 공동생활을 시켰다. 그러자 콘크리트 사육상자에서 옮겨 온 아비쥐들이 다른 수컷에게 송곳니를 드러내며 덤벼들기 시작했다.

이에 비해 목재 상자에서 온 쥐는 온순했다.

    이번 실험의 결과를 종합해보면, 콘크리트 사육상자에서 생활한 어미쥐는 자기 새끼를 물어 죽이는 잔인함을 보였고, 아비쥐는 다른 쥐들을 공격하는 난폭함을 보였다고 결론지을 수 있다.

현대인의 이상행동

시즈오카 대학의 실험에서는 상자의 재료에 따른 스트레스가 이상행동을 일으키는 것으로 확인되었다. 이상행동은 목재 사육상자에서는 평균 80회, 금속은 230회, 콘크리트는 290회로 인공적인 소재일수록 그 횟수가 많아졌다. 아리마 교수는 콘크리트 학교에서 학급의 폐쇄율이 높게 나타나는 현상을 쥐 사육 실험과 연관지어 다음과 같이 설명한다.

"목재와 콘크리트 사육상자에서 나타난 쥐의 상태와 행동의 주된 차이와 목조 학교에서 철근콘크리트 학교로 옮긴 교사의 평가를 비교해보면 놀랄 만큼의 비슷한 점들을 확인할 수 있습니다. 예를 들면, 콘크리트에 서식한 쥐들의 꼬리 온도가 목재에서 서식한 경우에 비해 낮게 나타난 현상과 콘크리트 아파트와 철근콘크리트 학교에서 생활하는 아이들에게서 저체온증이 늘고 있는 현상이 그러합니다. 목재 사육상자의 쥐들은 조용하고 얌전한 데 반해 콘크리트 상자의 쥐들은 폭력적이고 싸움이 잦았는데, 이 또한 콘크리트 학교의 아이들이 얌전하지 못하고 시끄러우며 교내 폭력이 잦은 것과 유사합니다. 또 목재 사육상자의 어미 생쥐는 느긋하게 젖을 먹이고 새끼들을 모아서 품는 등 애정이 넘치지만, 콘크리트 상자에서는 수유 시간이 짧고 새끼들을 돌보지 않는 등 모성본능이 현격하게 떨어졌습니다. 이 모습은 아파트 단지에서 생활하는 무미건조한 젊은 엄마들의 모습과 닮았습니다."

표 03 목재·콘크리트 상자에서 실험쥐의 상태와
콘크리트 학교에 대한 교사들의 평가
『목재는 환경과 건강을 지킨다』 (아리마 다카노리 편저, 산조출판)

	목재 사육상자	콘크리트 사육상자	콘크리트 학교에 대한 교사의 평가
꼬리의 온도	따뜻하다	차갑다	시끄럽다
피부 표면	보송보송하다	끈적끈적하다	아이들이 가만히 있지 못한다
붙잡았을 때	비교적 얌전하다	날뛰는 경우가 많다	목소리가 잘 나오지 않는다
공동생활을 시켰을 때	얌전하다	다툼이 눈에 띈다	습하다
어미의 수유	수유 시간이 길다	수유 시간이 짧다	차갑다
어미의 사육	새끼를 모아 품는다	모으는 빈도가 적다	미끄럽다
			피곤하다
활동	나무를 갉아먹는다	철망을 갉아먹는다	딱딱하다
급수	물이 빨리 준다	비교적 늦다	위험하다

생존본능에 따른 건축재 선택

살아 있는 모든 것은 본능에 따라 행동한다. 위기가 닥치면 몸을 피하고, 안전하다고 느끼면 가까이 다가온다. 사육상자 안의 생쥐들도 주거환경을 선택할 수 있는 기회가 주어진다면 본능적으로 더 나은 환경을 선택할 것이다.

앞서 살펴본 나고야 대학의 실험은 이상의 논리를 전제로 진행되었다. 연구진은 목재, 알류미늄, 콘크리트로 만든 사육상자 안에 여러 종류의 바닥재를 설치했다. 설치된 바닥재는 ①합판, ②폴리우레탄 도장, ③염화비닐 쿠션 바닥재, ④삼나무(두께 4.5mm), ⑤편백나무(두께 4.5mm), ⑥알루미늄(두께 0.8mm), ⑦콘크리트 바닥 그대로, 이상의 일곱 종류였다.

그리고 그림1처럼 합판으로 된 칸막이를 설치해 공간을 분리했다. 쥐들이 방과 방 사이를 이동할 수 있도록 합판에는 구멍을 뚫었다. 그리고 각 방 바닥에 재질이 다른 건축재를 깔았다. 일곱 종류의 바닥재로 총 21가지 조합의 실험상자가 설치됐다. 각 방에는 같은 먹이를 공급하고 급수설비도 동일하게 제공됐다. 각각의 상자에 생쥐를 한 마리씩 넣고, 임의로 10개를 골라 사육실에서 쥐들이 어느 방을 더 좋아하는지를 관찰했다. 연구진은 오전 9시에서 오후 8시까지 매 시간마다 쥐가 어느 방에 있는지 기록했는데, 실험쥐는 움직임이 활발하기 때문에 한 방에서 5분 이상 멈추어 휴식하는 경우만을 집계했다.

그림 01 　실험쥐는 본능적으로 어떤 건축재료를 선택할까?

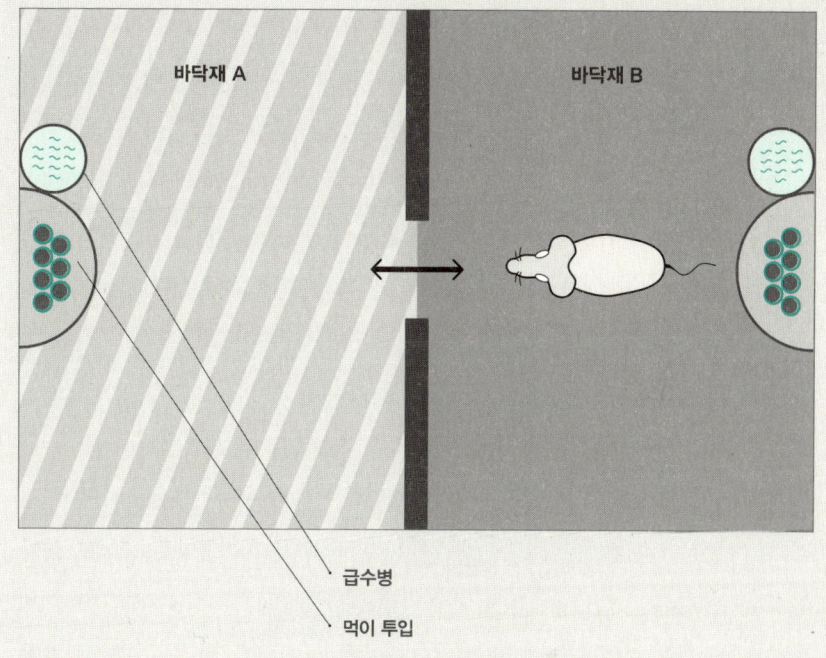

급수병
먹이 투입

콘크리트의 역습

최악은 알루미늄과 콘크리트

쥐들은 본능적으로 어떤 바닥재를 좋아했을까? 결과는 분명했다. 표4는 각 방에 머문 생쥐의 수를 나타낸다. 삼나무 바닥재와 콘크리트 바닥재의 비교에서는 삼나무 바닥재에 머문 생쥐의 수가 압도적으로 많았다. 합판과 콘크리트에서도 거의 비슷한 결과가 나왔다. 쥐는 대체로 합판이 깔린 방에만 머물렀다. 실험 결과, 쥐가 좋아하는 건축 재료는 삼나무→합판→편백나무→염화비닐 쿠션 바닥재→폴리우레탄 도장→콘크리트→알루미늄 순서로 나타났다. 동물은 본능적으로 생존에 유리한 환경을 찾기 마련이다. 따라서 위의 순서를 환경 친화적인 건축재의 순위라고 볼 수 있을 것이다.

표5는 실험 과정에서 쥐들의 기호가 변했음을 보여준다. 편백과 콘크리트 바닥 가운데 첫날은 콘크리트 방에 더 오래 머물렀다. 낯선 나무의 냄새 때문에 콘크리트 방으로 도망쳤던 것이다. 하지만 곧 쥐들은 콘크리트 바닥을 피해 편백나무 방으로 이동한다. 아리마 다카노리 교수는 다음과 같이 보고서를 작성했다. "쥐들은 휴식 장소로 목재를 선택했다. 번식 실험의 결과와 기호성의 순위가 일치하는 것은 흥미로운 결과이다. 전자가 환경에서 발생하는 생물반응에 기초한 것이라면 후자는 개체의 선택에 기초한 기호이다."

건축 관계자들은 이 결과를 진지하게 고민해야 한다. 얄궂게도 현대 건축물에 많이 사용되는 알루미늄은 최하위이고 그 바로 위가 콘크리트이다. 뒤이어 폴리우레탄 도장, 염화비닐쿠션 바닥재의 순서이다. 기호성 실험과 번식 실험의 결과가 일치한다는 사실은, 무엇이 인간의 주거환경에 유용한 재료인지 가르쳐준다.

표 04 삼나무·콘크리트 바닥재 비교 실험
『목재는 환경과 건강을 지킨다』 (아리마 다카노리 편저, 산조출판)

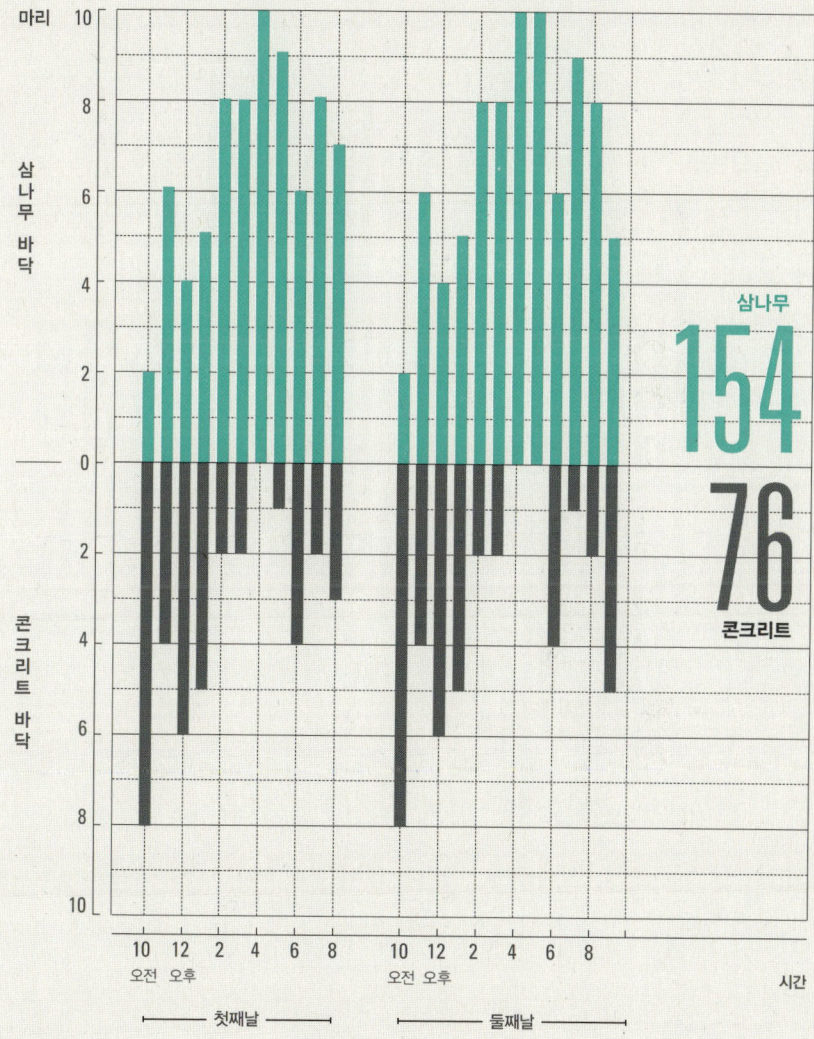

콘크리트의 역습

표 05 **편백나무·콘크리트 바닥재 비교 실험**
『목재는 환경과 건강을 지킨다』(아리마 다카노리 편저, 산조출판)

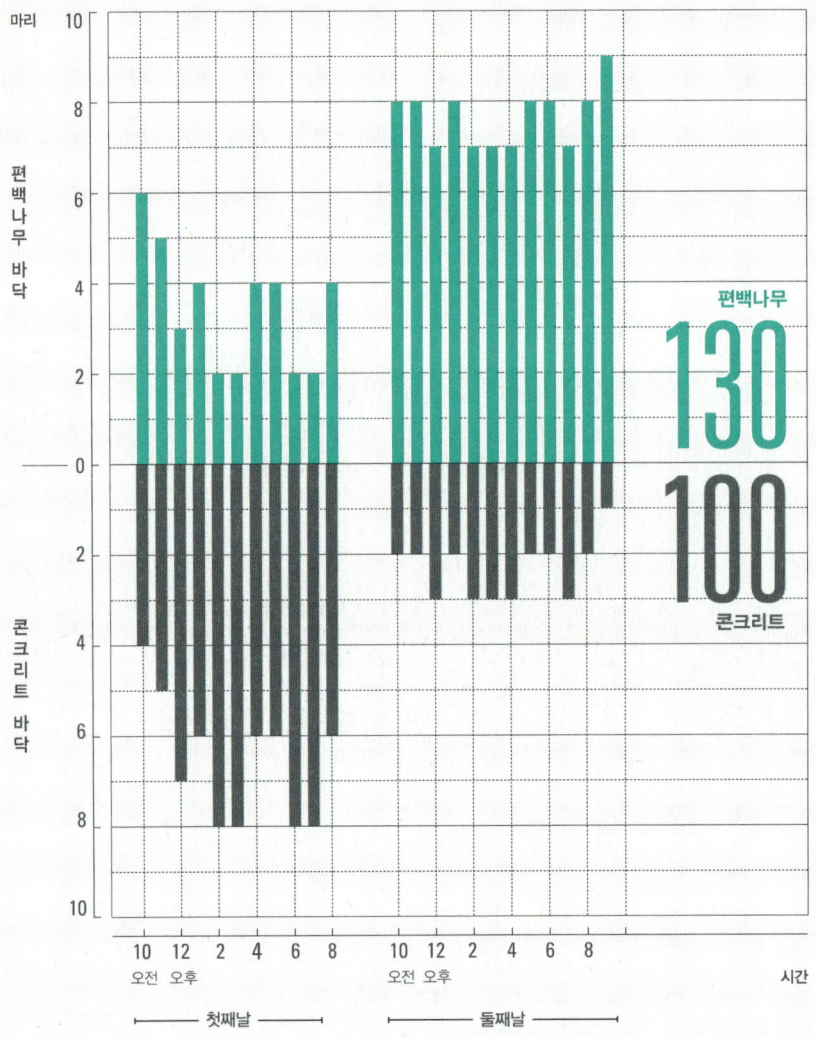

제2장.

아파트에 살면 9년 일찍 죽는다

주공아파트, 도시의 수용소

한자에서 사람(人)이 나무(木)에 기대면 쉴 휴(休)자가 된다. 영어를 봐도 숲(forest)은 휴식의 장소(for rest)를 의미한다. 동서의 언어 모두 인간은 나무들 사이에서 휴식을 취한다는 사실을 말하고 있다.

예로부터 일본에서 집은 목조 주택을 일컬었다. 하지만 전후의 고도성장과 함께 목조 주택은 급격히 줄고, 반비례로 철근콘크리트로 만든 집합주택이 빠른 속도로 늘어났다. 정부는 공업화를 위해 농촌 인구를 도시로 이동시켜야 했다. 이때 도시로 몰려든 수많은 인구를 수용하기 위해 서둘러 건설된 것이 주공아파트이다. 대도시 주변에는 '… 언덕'2, '… 뉴타운' 같은 거대한 아파트 단지가 빽빽하게 들어섰다. 그러나 호화롭게 치장된 아파트의 본질은 도시노동자 '수용시설'에 불과하다. 점점 더 수많은 사람들이 도시로 몰려들었고, 결국 아파트만으로는 해결할 수 없는 지경에 이르게 되었다.

2 가오카(~~が丘): 일본 수도권의 신도시 지역에 붙여진 지명(예: 히카리가오카, 미도리가오카 등).

건설 경기 호황이 찾아오자 이상한 일이 벌어졌다. 싸구려 느낌이 나는 '○○아파트' 대신 대저택 같은 느낌을 주는 '○○맨션'이라는 이름이 등장한 것이다. 도대체 누가 맨 처음 '맨션'3이라는 이름을 붙인 걸까? 여기서시서 두 단어의 의미기 어떻게 다른지 그 해석을 두고. 해프닝이 벌어졌다. 미국의 펜팔 친구에게 '맨션에서 살고 있다'고 썼더니 부럽다는 답장이 왔다거나 맨션에 사는 친구를 대저택의 주인인 줄 알고 찾아갔더니 원룸 문을 열고 마중 나왔다는 일화 등등. 최근에 와서야 외국인들도 '일본의 맨션은 작은 아파트에 지나지 않는다'는 사실을 깨닫기 시작했다.

3 일본에서 맨션은 한국의 아파트와 비슷한 의미로 3층 이상의 집합주택을 가리킨다. 반면 일본에서 아파트는 2층 이하의 집합주택을 지칭한다.

콘크리트 사육상자에서 사는 사람들

철근콘크리트 주택의 치명적인 결함을 밝힌 연구자가 있다. 그는 "콘크리트 주택에 사는 사람은 목조에 비해 9년 일찍 죽는다"고 아주 단적으로 말한다. 나는 그를 만나기 위해 서쪽으로 향했다.

그를 만나러 가는 길, 비행기 창 밖으로 콘크리트 건물로 빈틈없이 메워진 도쿄 시가지가 보였다. 새삼스럽게 놀랍고 안타까웠다. 녹지는 거의 찾을 수 없고, 긁힌 상처 같은 골프장만이 여기저기 산재했다. "빈말로도 도쿄를 아름답다고 말할 수 없다. 도시는 피부병이 번진 것처럼 후지산 기슭까지 이어져 있다"고 안타까워했던 한 건축가의 말이 떠올랐다.

요나고 공항에 내려 시마네 대학교로 가는 버스에 올랐다. 거리에는 오래된 도시의 정취가 묻어 있었다. 수로를 따라서 가지런히 늘어선 집들의 회벽과 칠흑빛 지붕은 옛 거리의 고즈넉함을 한껏 풍겼고, 마쓰에성(松江城)의 돌담은 소나무와 보기 좋게 어울렸다.

이윽고 연구실에 도착했다. 그가 속한 시마네 대학교 종합이공학부는 11층짜리 고층건물에 있었다. '나카오'라는 명패가 달린 방문을 노크하자 "어서 오세요"라는 목소리와 함께 수줍은 미소를 띤 얼굴이 나타났다. 예상과 다른 소탈함에 마음이 놓였다. 바로 44세의 나카오 데츠야 교수였다.

"콘크리트 주택에 사는 사람은 9년이나 일찍 죽는다." 나카오 교수의 연구보고서는 충격적이었다. 일반적으로 사람의 수명은 식생활에서 범죄발생률에 이르기까지 여러 가지 요인들로부터 영향을 받는다. 이 환경들 가운데 빼놓을 수 없는 것이 바로 '주거환경'이다. 흔히 집을 '삶의 그릇'이라고 부른다. 바꿔 말하면 '인생의 그릇'이기도 하다. 인간은 집에서 먹고 자고 쉬며, 일생의 절반을 집과 더불어 살아간다. 그런 의미에서 집은 인간이라는 개체의 '사육상자'라고 할 수 있으리라.

앞서 살펴본 실험에서는 '사육상자'의 재료에 따라 생쥐의 생존율이 10배 이상 차이를 보였다. 그렇다면 인간은 어떨까? 주거환경이 인간 수명에도 영향을 미칠까? 나카오 교수는 이런 의문으로부터 목조 단독주택과 콘크리트 집합주택 사이의 차이에 주목했다.

그는 전통적인 목조 단독주택과 콘크리트 집합주택의 차이를 평균 사망률의 차이와 연결시켰다. 그는 건축재료학 전공자로, 주로 목재의 진동이 생활에 미치는 영향을 연구했다. 1997년 일본 목재학회상을 수상한 그는 자신을 나무쟁이라고 소개했다. 나카오 교수가 콘크리트 주택과 목조 주택의 차이를 연구하기 시작한 것은 '왜 사람들은 나무로 만든 집을 좋아할까'에 대해 생각하면서 부터였다고 했다. 그리고 왜 나무가 우수한 건축재인지 과학적으로 증명하고 싶었다고 한다.

두드러진 차이가 드러나다

나카오 교수는 목조 단독주택 270건, 콘크리트 집합주택 62건을 대상으로 거주자의 사망 연령에 대한 설문조사를 실시했다(1988년). 그러자 거주자의 평균 사망 연령이 목조 주택이 63.5세, 콘크리트 주택이 52.4세, 사고사를 제외하면 목조 66.1세, 콘크리트 57.5세로 차이를 보였다. 콘크리트 주택에 사는 사람들이 목조 주택에 사는 사람들보다 11년, 사고사 등의 특수한 경우를 제외해도 9년 일찍 사망한 것이다. 이런 차이는 보통의 상식으로는 설명하기 어렵다. 의학계에서는 흡연을 할 경우 폐암 발생율이 10배 정도 증가한다고 설명한다. 그렇다 하더라도 흡연자와 비흡연자의 평균적인 사망 연령 차이는 3년에 불과하다. 그 경우와 비교해보아도 9년은 대단히 큰 차이다.

그런데 여기서 주목해야 할 점이 있다. 목조 주택에 사는 사람의 평균 연령이 39.4세인 것에 비해 콘크리트 주택은 32.6세였다. 상대적으로 나이가 많은 이들이 목조 주택에 거주하고 있었다(이에 대한 해석은 사회학자들의 몫으로 돌리겠다). 거주자의 평균 연령 차이가 7세라면, 사망 연령은 2~3년 차이를 보여야 한다. 그런데 대체 무슨 이유로 사망 연령은 9년이나 차이가 나는 걸까?

그 원인으로 여러 가지를 생각해 볼 수 있다. 나무가 건강에 좋기 때문에 목조 주택에 고령자가 많다거나, 아파트와 같은 집합주택에 사는 젊은 층의 식생활―주로 인스턴트식품을 섭취하곤 한다―도 무시할 수 없다. 통계학에서는 이처럼 다른 요소와 복잡하게 얽힌 요인들을 교란변수(confounding variable)라고 부른다.

나카오 교수는 조사에서 유의미한 차이를 발견했다. 그것은 의학자, 공중위생학자 등이 모두 달려들어야 할 중대한 경고였다. 그러나 이어진 연구는 전무했다. 건축학계도 나카오 교수의 연구 발표를 묵살했다. 냉복사 현상의 권위자인 스가이 교수로부터 공감을 얻었지만, 건축학 전공자들을 건설업체에 취직시킬 수밖에 없는 현실에서 그가 취할 수 있는 행동은 아무것도 없었다.

먼저 「나카오 보고서」에서 주목해야 할 부분은 사고사에 의한 사망 연령이다. 목조 주택 거주자의 경우 사고로 인한 사망 연령이 평균값에 비해 2.6년 앞당겨진 데 비해, 콘크리트 주택 거주자는 5.1년 차이를 보였다. 단순한 계산으로도 콘크리트 주택의 주민이 이만큼 빨리 사고로 죽는다는 것을 알 수 있다. 조사 대상자들의 사고 원인은 대부분 교통사고였는데, 교통사고를 유발하는 가장 큰 원인은 '부주의'이다. 그렇다면 나카오 교수의 자료는 콘크리트가 주의력에 미치는 영향을 암시하고 있는 걸까?

표 06 **목조·철근콘크리트 주택 거주자의 평균 및 사망 연령**
시마네 대학 나카오 데츠야 교수 연구보고(1988)

	목조 주택	철근콘크리트 주택
평균 사망 연령	63.5	52.4
평균 사망 연령 (사고사를 제외)	66.1	57.5
살고 있는 사람의 평균 연령	39.4	32.6

(세)

목조 주택이 많은 지역일수록 오래 산다

두 번째 연구는 전국 건축물의 '목조 비율'과 '수명', '사망 원인'의 관계였다. '목조 비율'이란 주택 전체에서 목조 주택이 차지하는 비율이다. 그 결과를 '평균 수명과 목조 비율의 관계'로 나타냈다. 이 그래프를 통해 '목조 비율이 높으면 평균 수명도 높다'는 결론을 얻을 수 있다. 반대로 '목조 비율이 낮아지면 평균 수명도 짧아진다'는 것을 입증한 것이 표7이다. 일본에서 가장 목조 비율이 낮은 지역은 인구가 밀집한 도쿄와 오사카이다. 1970년에 84%에 달했던 대도시의 목조 비율은 불과 20년 사이에 58%까지 낮아졌다. 일본 전체의 평균 수명은 빠르게 높아지는 데 반해 대도시의 평균 수명은 증가폭이 둔화된 이유를 바로 여기에서 찾을 수 있다.

표 07 **평균 수명과 목조 비율의 관계**
조사지역: 도쿄, 오사카 조사대상: 여성

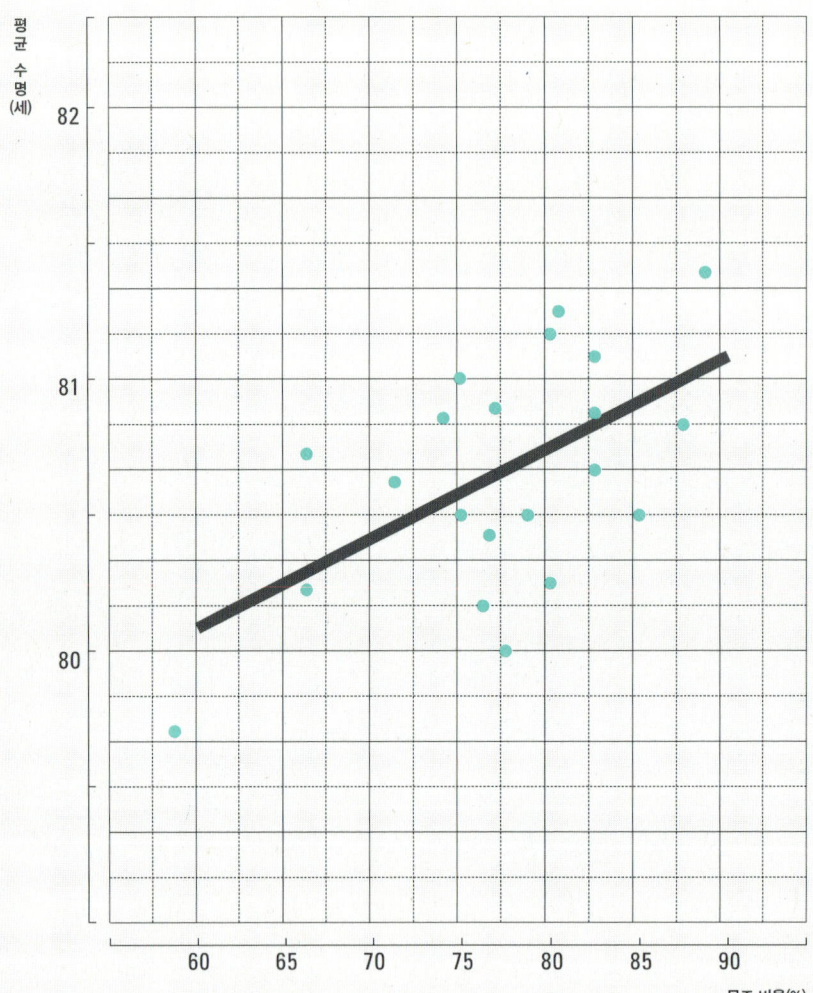

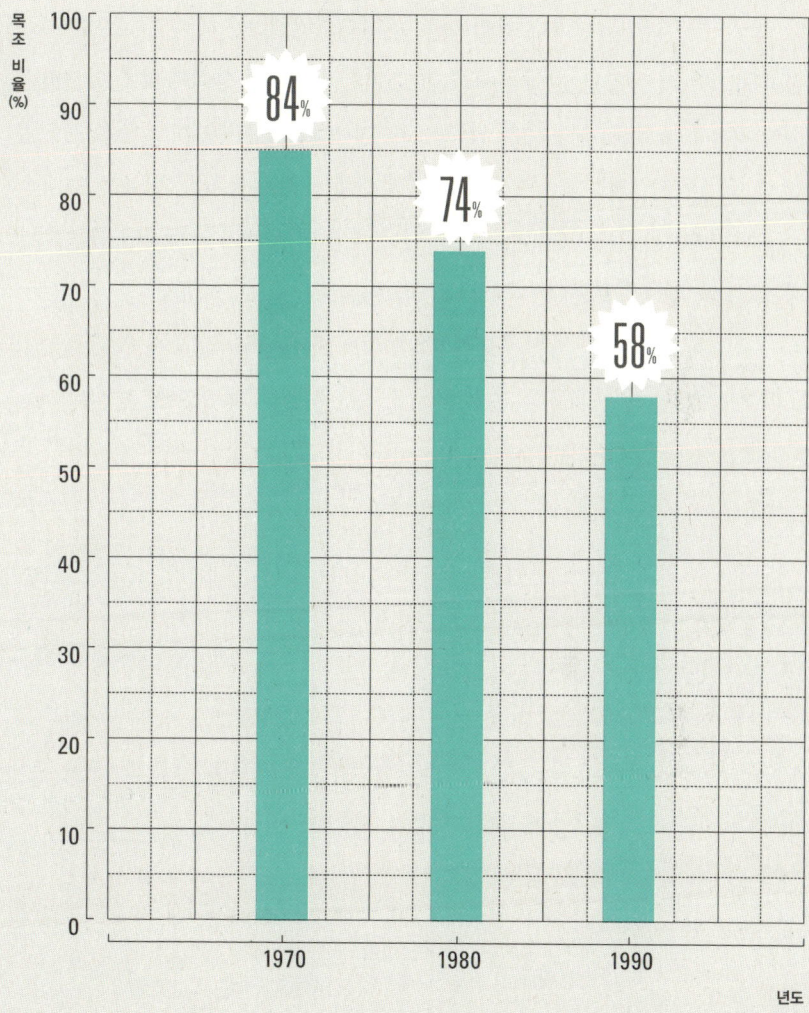

표 08 대도시의 목조 비율 변화
조사지역: 도쿄, 오사카   조사대상: 여성

그렇다면 9년이나 빨리 죽는 원인은 무엇일까? 나카오 교수는 여러 질병들 가운데 유방암 사망률에서 콘크리트 주택과의 상관관계를 발견했다. 대도시의 목조 비율 감소와는 반대로 콘크리트화와 유방암으로 인한 사망률의 증가는 일치했다. 미국 또한 유방암 발생률이 증가 추세인데, 특히 뉴욕의 고급 맨션에 사는 여성에게 높게 나타난다. 도료의 용매에 포함되어 있는 비스페놀A 같은 환경호르몬이 여성의 내분비계를 교란시키기 때문이다.

목조 비율이 높아질수록 폐암, 식도암, 유방암, 간암에 의한 사망률 또한 감소했다. 하지만 유독 유방암에 주목한 이유는 대장암은 식생활, 폐암이나 식도암은 담배와 같은 다른 요인들로부터 영향을 받기 때문이다. 반면 유방암은 다른 환경적 요인에 좌우될 여지가 적다.

나카오 교수는 유방암과 콘크리트 사이의 상관관계를 보여주는 한 가지 사례로 출산율을 제시했다. 40세 이하의 부부들 가운데 목조 주택 71세대, 콘크리트 주택 81세대의 자녀의 수를 표본조사한 결과, 목조 주택의 출산율이 높게 나타났다(목조 주택 평균 2.1명, 콘크리트 주택 1.7명. 이것은 시즈오카 대학교의 쥐 실험의 결과와도 일치한다). 아이를 적게 낳는다는 것은 그만큼 모유 수유를 하지 않는다는 뜻이며, 이것은 유방암 발병의 위험인자이다. 콘크리트 주택에서의 생활은 유선(乳腺)의 미발달과 환경호르몬이라는 두 가지 유방암 위험인자를 내포하고 있는 것이다.

표 09 **유방암 사망률과 목조 비율의 관계**
조사지역: 서일본 조사대상: 여성

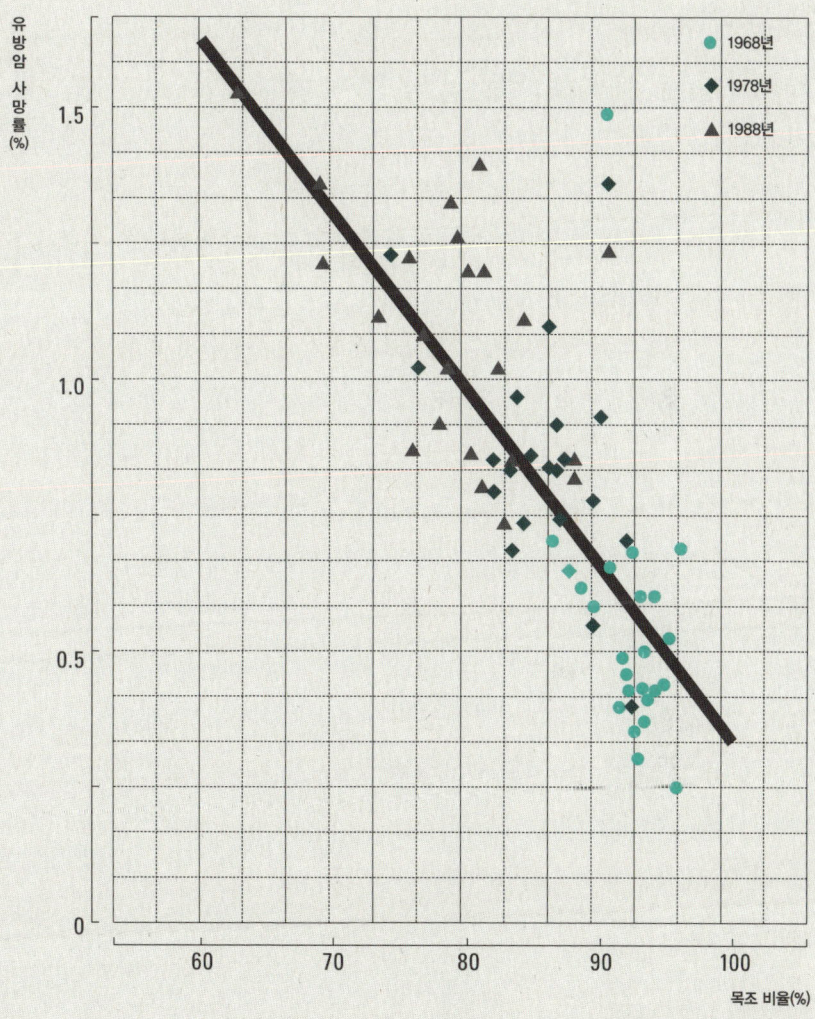

콘크리트의 역습

스트레스가 면역력, 체력을 약화시킨다

나카오 교수는 폐암, 유방암, 간암에 따른 '사망률과 목조 비율'의 조사를 1968년, 1978년, 1998년을 대상으로 세 차례 실시했다. 당연히 각 시기별로 일본인의 식생활에도 많은 변화가 있었다. 그럼에도 불구하고 목조와 암에 의한 사망률에는 상관관계가 있는 것이 확인되었다. 식생활의 변화와는 별개로 목조 주택의 감소가 암의 증가로 이어진 것이다. 다시 말해 아파트 붐이 암환자 증가의 숨은 원인이었다는 뜻이다.

건설업계는 이 충격적인 보고서를 완전히 묵살하고 있다. 콘크리트 스트레스의 공포가 알려져서 이로울 것이 없기 때문이다. 여기에 거대 후원자인 여당과 건설 대기업에 거스를 수 없는 언론도 덩달아 입을 다물고 있다. 유행성 독감에 따른 학급 폐쇄율은 목조와 콘크리트 학교에서 어떻게 다를까? 이 자료에서 학급 폐쇄율은 두 배 이상의 차이를 보였다(목조 10.8%, 콘크리트 22.8%, 88쪽 표20 참조). 몇 년 전 『네이처』에 '스트레스가 면역계에 작용한다'는 제목의 논문이 발표되었는데, 그 논리를 따라 나카오 교수도 학급 폐쇄율 차이를 스트레스로 인한 체력 저하와 면역력 약화의 결과로 설명했다. 콘크리트 주택과 목조 주택에 사는 사람의 고충을 표로 정리한 결과 철근콘크리트 학교 교사의 고충과 콘크리트 주민의 고충은 상당히 유사한 것으로 드러났다(표10). 피로감은 콘크리트 학교 쪽이 더 컸다. 서서 일해야 하는 노동환경이 피로를 심화시킨 것이다. 이에 비해 콘크리트 주택에 사는 사람은 기력이 약해졌다는 느낌을 강하게 받는 것으로 나타났다. 나카오 교수는 그 원인을 '바닥재의 문제'로 파악했다. 콘크리트 바닥에 목재판을 바로 붙인 마룻바닥이 거주자의 무릎에 무리를 주기 때문이라는 것이다.

표 10 **목조 단독주택과 콘크리트 집합주택의 축적피로 비교**
나카오 데츠야 교수의 조사

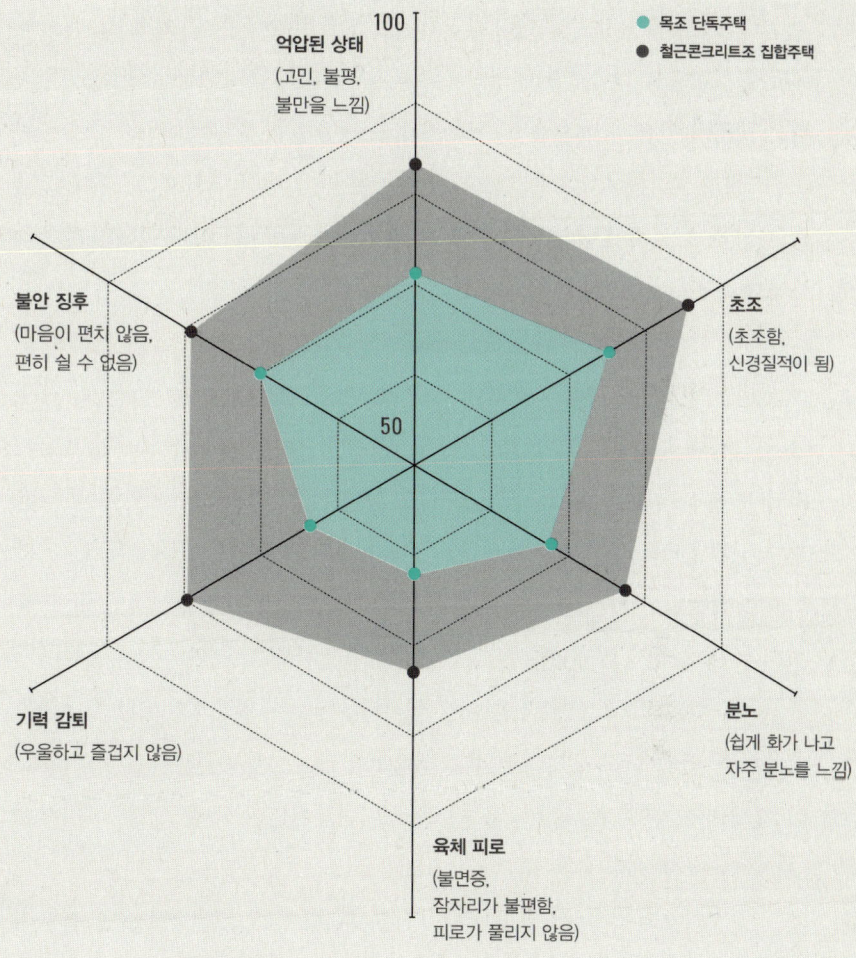

콘크리트의 역습

폐암을 유발하는 라돈

"콘크리트에서 방사능이 나온다." 이 말을 금방 이해하는 사람은 많지 않다. 하지만 콘크리트는 실제로 눈에 보이지 않는 치명적인 방사선을 방출한다. 콘크리트 주택에 사는 사람은 늘 방사선에 노출되어 있는 것이다. 우리가 아는 방사선으로는 γ선, X선, α선, β선, 중성자선 등이 있다. 이 가운데 α선은 발암성이 특히 강한 것으로 알려져 있다. 이들을 방출하는 물질을 '방사성 물질'이라고 부른다.

이 세상에 존재하는 모든 물질은 원자의 집합체이다. 원자는 중심에 +전하를 띠는 원자핵과 그 주변에 -전하를 띠는 전자로 이루어져 있다. 원자핵은 양자와 중성자로 되어 있다. 수소는 1, 헬륨은 2라고 하는 원자번호는 양자의 수를 나타내고, 양자와 중성자의 수를 합한 것이 원자의 질량수이다. 질량수가 큰 원자는 불안정하여 깨지기 쉽다. 원자는 붕괴할 때 α선과 같은 방사선을 방출하고 자신은 다른 원자로 변한다(이것을 'α붕괴'라고 부른다). 그리고 라돈은 α선을 다량으로 방출하는 강력한 발암물질이다.

자연계의 라듐이 라돈으로 변화할 때 α선이 방출된다. 라돈도 α선을 방출한다. 만약 당신이 라돈 기체를 흡입하면, 라돈은 붕괴하여 폴로늄이 되어 폐와 기관지의 점막에 달라붙어 붕괴를 반복하면서 α선을 방출한다. 거기에서 폐암이 발생하는 것이다.

유럽과 미국에서는 라돈을 담배 다음으로 위험한 폐암 유발 원인으로 경계한다. 실제로 1988년 미국 정부는 충격적인 라돈 오염의 현실을 발표했다. 일곱 개 주 1만 1,000여 세대의 실내 라돈 오염을 조사한 결과 3분의 1에 가까운 가정에서 하루에 담배 10개비를 피는 것과 같은 수준의 라돈이 검출된 것이다.

토양에도 라돈이 소량 함유되어 있다. 흔히 방사능이라고 하면 원자

그림 02　**라듐은 발암 방사선(α선)을 방출하면서 붕괴한다**

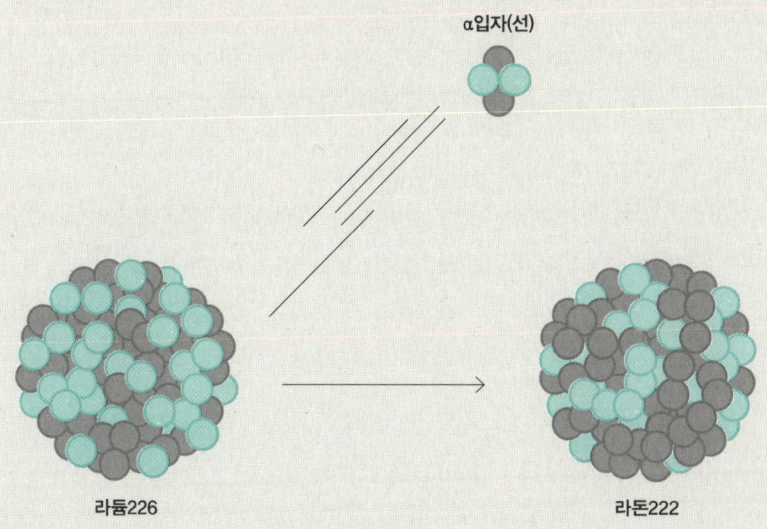

력 폭발을 떠올리지만, 우리가 평생 동안 노출된 방사능의 55%는 공기 중에 있는 라돈이다. 의료용으로 사용되는 인공방사선에 노출되는 양(18%)보다 자연 상태의 방사선 피폭이 훨씬 많다.

  2000년 10월, 미국 환경보호국(Environmental Protection Agency, EPA)은 콘크리트 건축재의 사용으로 인해 실내의 라돈 농도가 바깥에 비해 수 배 내지 수십 배 높다고 경고했다. 우리가 일상 중에 노출된 라돈이 위험한 수준에 다다랐다는 경고였다(당시 미국에서는 EPA 가이드라인을 따른 '라돈 시험 키트'까지 판매됐다). 그에 비해 라돈에 대한 일본의 대처는 안일하고 위험하다. 최근에는 "몸에 좋은 라돈을 듬뿍 마시자!" 따위의 문구로 광고하는 '라돈 온천'까지 성행하고 있는 실정이다.

  도대체 라돈은 어느 정도로 위험한 것일까? 그 기준은 $100Bq/m^3$[4]이다. 이 수치를 기억하기 바란다. 미국의 보고에 따르면 $100Bq/m^3$의 농도의 라돈은 흉부X선 촬영 200번과 같은 수준이라고 한다(이때 사망률은 0.3~3%에 달한다). 스웨덴에서도 라돈 $100Bq/m^3$을 자동차 사고로 인한 사망(100만 명당 평균 약 150명) 위험과 같은 수준으로 보고 있다.

[4] Bq/m^3: 베크렐(Bq)은 방사능 물질이 방사능을 방출하는 수치를 측정하기 위한 국제단위(SI). 시간당 붕괴 횟수로 나타내며 1Bq는 1초당 1번의 붕괴를 뜻한다.

  각종 건축 재료를 1.4L의 유리용기에 넣고 거기에서 나오는 라돈의 양을 60~90일 동안 측정한 결과 시멘트에서 높은 수치의 라돈이 방출된다는 사실이 밝혀졌다. 석면 슬레이트 판에서도 기준을 크게 웃도는 라돈이 검출되었다. 건물을 지을 때 일상적으로 사용되는 석면과 라돈이 방사능 오염의 근원인 것이다. 지금은 석면 사용을 어느 정도 규제하고 있지만[5] 관리를 넘어 절대 사용해서는 안 될 매우 위험한 건축 재료이다. 석고보드의 일부에서도 기준치를 초과하는 라돈이 검출되었는데, 이것은 재료인 인산석고에 고농도의 라돈이 포함되어 있기 때문이다. "환기가 잘 안 되는 실내에는 라돈이 축적되

[5] 국내에서는 1990년대 후반에 석면이 사회문제로 부각되면서 미비하게 석면을 규제하다가 2011년 4월 28일 석면안전관리법이 제정되었다.

기 마련이다. 또 시공, 해체 시에 작업자는 먼지와 함께 고농도의 라돈을 흡입하게 된다."(『목재는 환경과 건강을 지킨다』에서 인용)

표11은 전국에 걸친 라돈 농도 측정 결과이다. 맨 앞의 목조에서 라돈 농도가 높게 검출된 이유는, 해당 주택의 거실과 연결된 지하실에서 라돈이 유입된 특수한 경우였기 때문이다. 이처럼 기밀성이 높고 지하실과 연결된 거실을 가진 한랭지방의 목조 주택에서는 종종 높은 수치의 라돈이 검출되기도 한다. 단독주택에 지하실을 만드는 최근의 유행이 걱정스러운 이유이다.

주목해야 할 것은 그래프의 오른쪽이다. 콘크리트 사무실과 콘크리트 학교 모두에서 매우 위험한 수치인 $100Bq/m^3$를 훨씬 웃도는 라돈이 검출됐다. 오쿠야마 교수는 콘크리트 건축물에 라돈이 축적되는 현상의 원인을 '환기'에서 찾는다. 콘크리트 주택은 창이 적고 냉난방이 완비되어 있기 때문에 내부에 라돈이 쌓일 수밖에 없다는 것이 그의 설명이다. 실제로 한 건물의 창고에서는 $1300Bq/m^3$이 넘는 라돈이 검출되기도 했다.

최근에는 고단열·고기밀 주택이 유행하는데, 이 실험은 이런 방식의 주택이 실은 무시무시한 라돈 하우스라는 사실을 뒷받침한다. 콘크리트와 완벽한 냉난방, 고기밀 설계. 건축의 첨단 기술로 선전해 온 3가지 장점은 실제로는 우리의 건강을 심각하게 위협하는 요소이다.

표 11 **전국 건축물의 실내 라돈 농도 측정 결과**
『건축재료에 따른 라돈 농도』(와타나베 히로무, 1994)

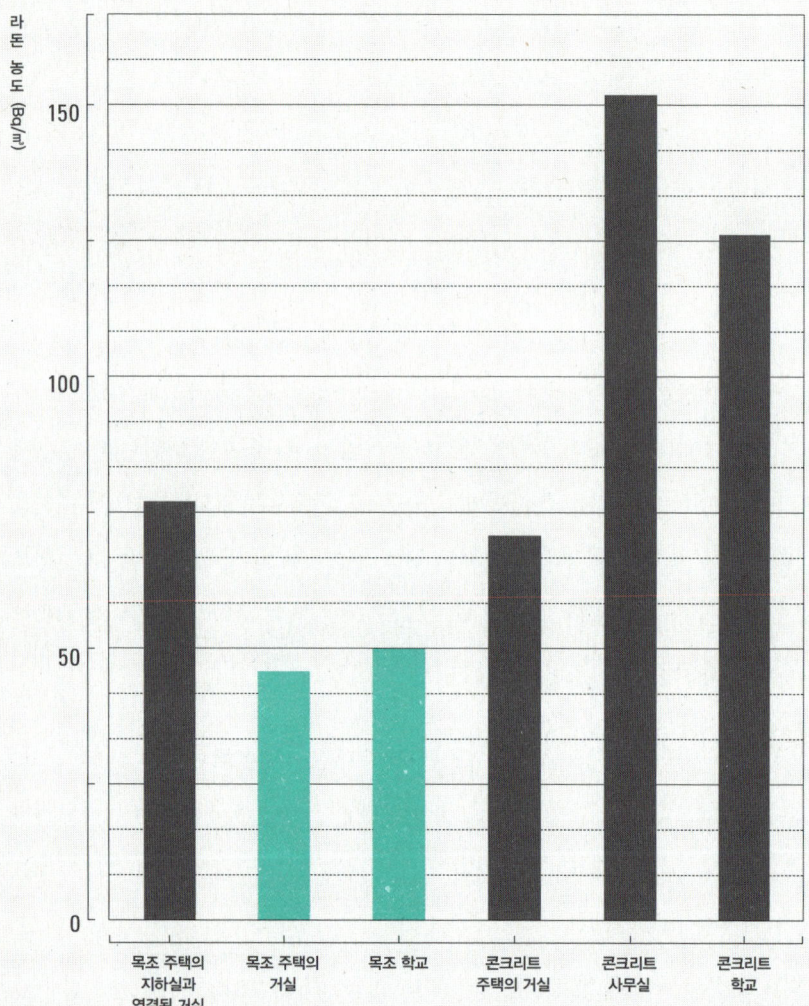

목재 내장재가 건강을 지킨다

다른 데이터에서도 콘크리트의 자연방사선(γ선) 피폭량이 나무 같은 식물계 재료보다 약 1.6배 높게 검출되었다. 오쿠야마 교수는 이 현상에 대해 다음과 같이 설명한다. "도시형 주택은 물론 일반 주택도 콘크리트 같은 무기질 및 석고보드 같은 무기질·유기질 혼합 재료를 사용하지 않을 수 없다. 따라서 라돈 방출은 늘 문제가 된다. 반면에 목재는 라돈 방출이 전무하고, 다른 무기질 건축재에서 나오는 라돈을 차단, 억제하여 실내에 라돈이 쌓이는 것을 막는다."

라돈은 반감기가 다른 방사능 물질에 비해 놀랄만큼 짧다(40분). 천연 건축재인 나무로 콘크리트 벽을 덮으면, 벽에서 방출된 라돈은 목재 안에서 납(Pb)으로 성분이 변한다. 라돈의 저감률을 침엽수 7종류의 얇은 판(두께 1mm)으로 측정한 자료가 있는데, 이때 저감률은 31~67%에 달했다. 만약 마감재로 약 1cm 두께의 판을 사용한다면 라돈 방출을 거의 완벽하게 억제할 수 있을 것이다. 이처럼 목재는 기본적으로 실내 온도 및 습도 조절과 소음 차단 기능을 갖춘 데 더해 방사능 물질로부터 인간을 보호하는 기능까지 있다.

아이치현 이누야마에 있는 민속박물관 '리틀월드'에는 세계 각국의 다양한 집들이 모여 있다. 표12는 그 집들의 방사선 수치를 측정한 결과이다. 천막과 나무, 대나무, 볏단으로 지은 일본, 태국, 네팔, 케냐, 이란 등 16개국 26채의 전통가옥에서는 γ선의 실내외 차이가 거의 없었다. 그런데 콘크리트, 벽돌, 흙벽의 실내에서는 높은 수준의 γ선이 검출됐다. 시멘트가 토륨(Thorium)과 같은 방사성 원소도 함유하고 있기 때문이다. 특히 콘크리트 주택 실내에서는 실외보다 1.6배나 높은 γ선이 검출되었다. 주택생활에서 우리를 위협하는 요소는 라돈만이 아니다. 일본인은 연평균 1rem[6]의 자연방사선에 노출된다. 거기에 공기 중의 라돈 약 100rem정도를 호흡한다. 그런데 콘크리트 주택에 살면 방사능 피폭량이 그렇지 않은 경우에 비해 60% 이상 늘어나는 것이다.

[6] 방사선의 선량당량 측정 단위이다. 국제표준(SI) 단위는 시버트(Sv)로 100rem = 1Sv이다.

표 12   건축재료에 따른 실내 방사선 오염 정도

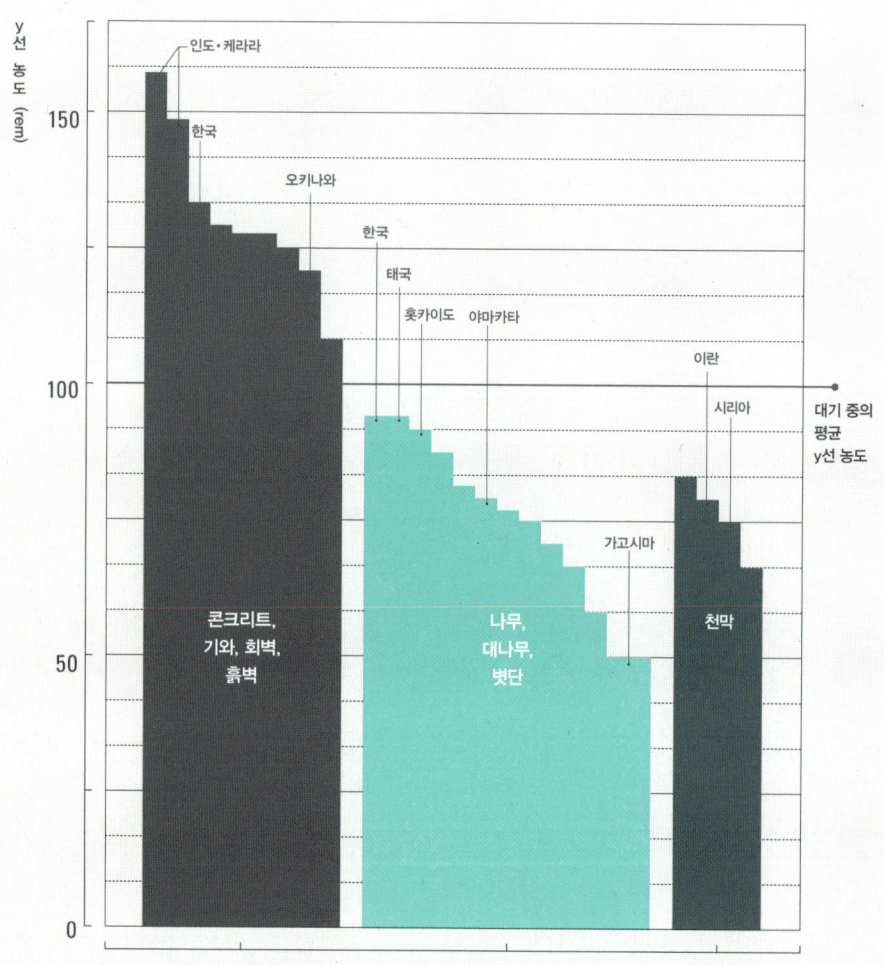

아파트가 방사능에 오염됐다

대만에서 기이한 사건이 벌어졌다. 한 아파트 주민들이 집단으로 원인불명의 고통을 호소하며 쓰러진 것이다. 발병 초기, 대만 보건당국은 전염병을 의심했다. 환자들이 나른함, 복통, 설사, 미열 등의 증상을 보였기 때문이다. 그러나 역학조사 결과 어떤 병원균도 발견되지 않았고 사태는 점점 미궁으로 빠졌다. 시간이 지남에 따라 증상은 방사능에 피폭되었을 때 나타나는 증상과 완전히 일치해 갔고, 주민들의 상태는 계속 악화됐다. 아파트 주변에는 방사능 오염을 의심할만한 어떤 시설도 없었고 심지어 의료용 방사성 물질에 접촉한 흔적조차 없었다.

병의 원인은 의외의 곳에서 발견됐다. 역학조사팀이 아파트 실내를 방사선계측기(Geiger Counter)로 측정한 순간, 기계가 격렬한 경고음을 울렸다. 집 안 어딘가에 방사성 물질이 숨어 있다는 뜻이었다. 검출기는 특히 콘크리트 벽과 기둥 가까이에서 격렬하게 반응했다. 조사팀은 콘크리트를 철거하고 방사선의 발생원을 찾기로 결정했다. 그리고 밝혀낸 비극의 원인은 다음과 같았다.

구소련이 붕괴한 혼란을 틈타 해체된 원자력 발전소와 버려진 원자력 잠수함의 철제 폐기물이 밀수출되었고, 그것이 대만의 제철소에 섞여 들어갔다. 방사능에 오염된 폐 철제는 용광로에서 다른 철 폐기물과 함께 용융되어 철근으로 가공된 후 아파트 건설에 사용된 것이다. 이후에도 유해방사선을 방출하는 건물이 수백 동이나 발견되었다. 유해방사성 철근의 사용을 묵인한 정부 고위관계자는 구속되었지만, 문제는 그것으로 끝이 아니었다. 자신도 모르게 방사능에 노출된 채 생활해 온 주민들의 건강은 이미 돌이킬 수 없는 상태가 되었다.

이 방사능 아파트가 과연 대만만의 문제일까? 행정기관의 무방비는 대만이나 일본이나 마찬가지다. 광우병(Bovine Spongiform Encephalopathy, BSE) '육

골분7' 파동만 봐도 그렇다. 정부에게 국민의 건강에 대한 의식은 기대할 수 없는 수준이다. 구소련의 원자력 잠수함의 철 폐기물로 만든 철근이 일본에는 유통되지 않았다고 누가, 어찌 장담할 수 있겠는가?

7 소, 돼지의 도축 과정에서 고기를 제외한 고기가 붙은 뼈와 내장 등을 건조하여 분말 상태로 만든 것으로 동물성 사료의 재료. 광우병의 원인으로 지목받고 있다.

정부는 당장이라도 철근콘크리트 학교와 일반건축물에 대한 전면적인 방사능 오염 검사를 실시해야 한다. 정부를 신뢰할 수 없다면 언론기관과 시민연대가 직접 방사선 측정에 나서야 할 것이다.

아이에게 위험한 집

최근 도심에 초고층 빌딩들이 우후죽순 들어서고 있다. 미쓰비시 그룹은 고토구에 54층, 45층 2개 동, 1,149세대라는 초고층 아파트 건설을 발표했다. 또 다른 지역에는 약 6,000세대에 달하는 초고층 아파트 단지도 들어온다고 한다. 사람들이 고층 아파트를 좋아하는 이유는 전망이 좋고 사생활을 지킬 수 있기 때문이다. 하지만 초고층 생활에는 생각지도 못한 불편과 곤혹스러움이 있다. 45층에 살고 있는 어떤 사람은 바람소리가 지나치게 시끄럽고 건물이 심하게 흔들려 매일같이 뱃멀미를 느낀다고 한다. 게다가 지금부터 살펴볼 사실을 알게 되면 고층 아파트에 살고 싶었던 마음이 싹 가실 것이다.

도카이 대학 의학부의 오우사카 후미오 교수는 아파트에 사는 사람들을 A: 1~2층(저층), B: 3~5층(중층), C: 6층 이상(고층)의 세 그룹으로 나누어 건강상태를 조사했다. 관찰군은 유치원에 다니는 아이부터 50세에 이르는 성인까지 총 1,600명 정도였다. 그 결과 C그룹과 A, B그룹 사이에서 분명한 차이가 드러났다.

가장 두드러지는 차이는 유산율이다. 1~2층에 사는 임산부의 유산율은 평균 7.1%, 3~5층은 6%로 큰 차이는 없었다. 그런데 6층 이상에서의 유산율은 24%로 증가했다. 높이에 따라 유산율이 4배 가까운 차이를 보인 것이다.

다음으로 오우사카 교수는 조사대상인 임산부를 잘 흥분하는 사람과 그렇지 않은 사람으로 나누어 자료를 새로 분석해 보았다. 그랬더니 스트레스에 민감하고 잘 흥분하는 임산부의 경우 5층 이하에서 유산율은 8%인 반면, 6층 이상에서는 40%가 넘는 놀라운 수치가 나왔다.

같은 조사에서 이상분만의 빈도도 조사했다. 여기서도 목조 주택에 사는 임산부와 아파트 고층에 사는 임산부 사이에 큰 차이가 나타났다. 목조 단독주택에 사는 임산부의 이상분만율은 14.9%였던 반면, 아파트 6층 이상에 사는 여성의 이상분만율은 27%로 목조에 비해 2배 가까이 높았다. 게다가 주민을 대상으로 심리조사를 실시한 결과에서도 고층에 사는 엄마일수록 신경질적인 경향이 나타났다. 또한 음주율, 흡연율도 높았다.

고층 아파트가 임산부에게 미치는 영향을 연구하고 있는 국립 정신보건연구소의 기타무라 도시노리 부장은 수도권의 한 종합병원의 산부인과에서 외래진료를 받는 임산부 120명을 면접조사하고 다른 임산부 1,300명을 설문조사한 결과, 아파트 같은 집합주택에 사는 임산부가 단독주택에 사는 임산부에 비해 임신우울증에 걸리는 비율이 4배 가까이 높다는 사실을 발견했다. 신경질환도 단독주택(5.3%)에 비해, 6층 이상에서 2.5배(13.2%) 높게 나타났다.

고층 아파트에 사는 아이들에게서도 특이한 현상이 발견됐다. 오우사카 교수팀이 유치원생 2,000명을 대상으로도 실시한 조사에 따르면 6층 이상 고층에 사는 아이들의 체온은 저·중층에 사는 아이들보다 낮아 평균 36도를 밑돌았다. 게다가 고층에 사는 아이들 가운데 천식에 시달리는 경우가 많았는데, 원인은 집먼지진드기였다. 집이 높으면 높을수록 창문을 열고 환기를 시키는 횟수가 줄어들기 때문에 집먼지진드기가 번식하기 좋은 환경이 조성된다. 그밖에도 고층 주택에서 자란 아이들은 자립심이 약하다는 발표(도쿄대 의학부)도 있다. 보고서에는 인사, 옷 갈아입기, 양치질 등을 시작하는 나이가 점점 늦어지고 있다고 씌어 있다. 오우사카 교수가 3세 유아를 대상으로 한 연구에서도 고층에 살고 있는 아이들일수록 옥외 활동 시간이 짧은 것으로 밝혀졌다. 부모가 귀찮아서 밖으로 데리고 나가지 않는 것이다. 그 결과 아이들은 ①비활동적이 되고 ②체중이 늘고 ③폐활량도 줄어들고 ④알레르기성 질환이 증가했다. 또 오우사카 교수는 고층에 거주할수록 혈압도 높고 치매가 발생하기 쉽다는 충격적인 사실도 밝혀냈다.

지구의 자기 파동(슈만공진, Schumann Resonance)[8]은 5개의 최고점(peak)을 갖는데, 그것은 인간의 뇌파와 정확하게 부합한다. 지구의 파동과 인간의 생체파동이 공명(共鳴)하고 있다는 증거이다. 지구 자기의 변동 사이클은 인간의 생명 사이클과 밀접하게 연결되어 있다. 따라서 대지로부터 멀어지면 심신에 이상이 생기는 것이 당연하다. 오우사카 교수는 이상의 연구 자료를 모아 국토교통성[9]에도 보냈지만, 그들로부터 아직 아무런 대답이 없다고 했다.

[8] 1952년 독일 물리학자 W. O. 슈만이 발표한, 지구의 고유주파수는 7.8Hz (7~13Hz)이며 사람의 뇌파도 이에 공명Resonance 한다는 이론.

[9] 우리나라의 국토해양부에 해당하는 부서이다.

최근에 오우사카 교수는 아파트 같은 집합주택에 거주하는 임산부에게서 태어난 1,300명의 신생아의 머리 둘레를 측정했다. 그 결과 5층 이하의 아이들은 평균 32cm, 6층 이상은 33.3cm, 11층 이상 최고층에서는 33.9cm로 측정됐다. 임산부가 고층에 살수록 머리가 크고 무거운 아이가 태어난 것이다. 운동 부족을 그 원인으로 생각해 볼 수 있는데, 결과적으로 태아의 머리 둘레가 커지면 자연분만이 어렵고 유산 같은 문제가 일어날 확률도 높아진다.

건설사의 횡포

3년 전, 오우사카 교수는 건설성의 '초고층 빌딩 연구회'에 심의위원으로 참석했다. 주민들의 건강은 전혀 고려하지 않고 1,000m에 달하는 초고층 빌딩 건설의 타당성을 단지 수익과 자본, 기술의 논리로만 따지는 자리였다. 그는 그 자리에서 인간이 고층에 살아서는 안 되는 이유를 분명하게 밝혔다. 하지만 건설사 관계자와 해당 공무원들은 그의 말을 듣는 시늉조차 하지 않았고, 오히려 고층에 사는 여성일수록 유산할 가능성이 크다고 발표하는 대목에서는 한 업체 관계자가 타당한 근거가 없다며 거칠게 항의했다. 회의가 끝난 뒤 건설사 임원들은 오우사카 교수의 자택으로 찾아와 연구 결과로 사업에 차질이 생기면 가만두지 않겠다는 협박을 하기에 이른다.

그럼에도 그의 연구팀은 끊임없이 도심 회귀 현상과 고층 아파트 붐을 경고했다. "고층화가 진행된 지난 30년 동안 아파트를 파는 쪽에서는 늘 '전망이 좋다'는 식의 말밖에 하지 않았다. 그저 며칠 머무는 곳이라면야 전망이 중요하겠지만 일생을 보내야 하는 공간이라면 다시 생각해봐야 한다. 돌풍 때문에 창문조차 마음대로 열 수 없고 귀찮아서 밖으로 나가는 일도 점차 줄어든다. 아이들은 점점 텔레비전이나 컴퓨터게임에 열중하게 될 것이고 당연히 체력도 약화될 것이다."

미국 코넬 대학의 조사에 따르면 고층에 살수록 초등학생을 키우는 엄마들의 스트레스도 큰 것으로 밝혀졌다. 이른바 '고층 아파트 신드롬'이다. 영국 정부는 이를 막기 위해 '아이가 있는 가정은 고층에서 살지 않도록' 지도하는 공익광고를 내보내기도 했다.

전망을 선택할지 건강과 안전을 선택할지는 개인의 판단에 달렸겠지만, 많은 문제점이 대중에게 알려지면 당연히 아파트값 거품도 어느 정도 사그라질 것이다.

제3장.

아이들이 위험하다!
콘크리트 학교의 공포

목조 학교 건축 금지령

내가 자라고 배운 곳은 후쿠오카현에 있는 쥬우간지 초등학교이다. 후쿠오카현의 중심부 남쪽 끄트머리에 있는 조용한 전원마을에 위치한 이 학교는 나무로 지은 아담한 2층 건물이었다. 벽도 창틀도 천장도 복도도 전부 나무였다. 내 어린 시절만 해도 마을마다 이런 정다운 학교들이 하나씩 있었다. 그런데 대체 언제부터 목조 학교 건물이 사라지기 시작한 걸까?

오랜만에 고향을 찾았을 때, 내가 다니던 정겨운 나무 학교는 헐리고 조금 떨어진 곳에 세련된 디자인의 철근콘크리트 학교가 서 있었다. 교정에 핀 꽃과 나무 말고는 완전히 달라진 새 학교를 보니 추억이 사라진 것 같은 공허함이 밀려왔다. 실제로 이곳뿐만이 아니라 일본 전국의 초·중등학교 건물의 90%가 철근콘크리트로 바뀌었다.

교사로 정년퇴직을 한 뒤 현재 비영리민간단체 '자연과 인간의 숲'에서 일하는 야마모토 유타카 씨의 이야기를 들어보자. "〈철근콘크리트 학교 건설 기준〉이 제정되고 '학교건축연구회'가 발족되었습니다. 각 학교의 교장들도 그 일에 참가했어요. 학생 수, 예산에 관한 기준 등을 〈철근콘크리트 학교 건설 기준〉에 따랐습니다. 그 기준에 미달하면 보조금이 지급되지 않았죠."

다시 말해, 교육위원회와 교장, 거기에 건설업자들이 가세해서 철근콘크리트 학교를 건설하기 위한 기준과 연구회를 만든 것이다. 얼마 지나지 않아 콘크리트가 화재에 강하고 튼튼하다는 이유로 전국의 목조 학교가 철근콘크리트 학교로 바뀌기 시작했다. 철근콘크리트 학교 건설을 전제로 한 '학교 건설 기준'을 따르지 않으면 보조금을 지급하지 않으니 목조 학교를 짓지 말라는 말과 다름없었다.

생명의 그릇, 건축

최근 들어 '병든 학교'(Sick School)라는 말이 심심치 않게 들려온다. 학교 건물로 인해 아이들의 심신에 병이 드는 것을 지적하는 말이다. 30여 년 전부터 전 세계는 학교 폭력으로 몸살을 앓아왔다. 서양의 연구자들은 여기에 병든 학교(Sick School)라는 이름을 붙이고 학교 건축재가 그 원인임을 밝혔다. 캐나다, 프랑스, 독일에서는 콘크리트나 유리 같은 무기질 건축재가 아이들의 공격성과 폭력성을 조장한다는 발표가 이어졌고, 병든 학교를 치료하기 위한 여러 가지 정책이 시행되었다.

독일에서는 건축과 심리, 생체학이 통합되어 건축생명학(Baubiologie)이라는 새로운 학문이 싹텄다. 건축을 '단순한 구조물이 아니라 생명의 그릇'으로 보는 사고가 열린 것이다. 너무나 당연한 발상이지만, 근대 건축이 간과하던 것이 바로 이 '생명과 환경에 대한 배려'였다.

70년대부터 대두된 환경철학을 받아들여 건축기술에도 큰 진전이 이루어졌다. 석유파동과 에너지 위기를 거치며 '외단열' 공법이라는 에너지 효율이 높은 건축이 대두된 것이다. 또한 빌딩의 내구성과 에너지 효율성을 향상시키기 위해 옥상녹화와 벽면녹화가 적극적으로 추진되었다. 이후로 '건강'과 '환경'은 오늘날 건축에 있어서 가장 중요한 테마가 되었다.

하지만 일본 건축계는 이런 흐름을 따라가지 못했다. 나는 그 이유를 도쿄대 건축학과를 중심으로 퍼진 일본 건축학계의 구조 탓이라고 생각한다. 이 피라미드 형태의 학벌 구조는 대형 건설사의 이권과 딱 맞아 떨어졌다. 한 곳으로 집중된 피라미드형 지배는 자유로운 진입이 매우 어려운 관료제를 조성한다. 관료제는 자기보호를 통해 지탱되는데 책임을 지지 않으니 그 자리에서 쫓겨날 일도 없는 것이다. 책임을 지지 않는 비결은 실패하지 않는 것, 즉 새로운 일을 시도하지 않는 관습으로 굳어진다. '보지 않고 말하지 않고 듣지 않는다!' 이것이 관료제 속에서 살아남는 방식이다. 때문에 1970년대 세계 건축계에서 제기된 '병든 학교'와 '병든 집', 그리고 외단열 논쟁에 대해 일본 건축계는 눈을 감고 입을 막고 귀를 닫았다. 이와 같은 일본 건축계의 폐쇄성은 지금까지도 조금도 변하지 않았다.

콘크리트 스트레스? 조사하지 않습니다

21세기가 막 시작되었을 무렵, 후생성과 문부성은 아동 스트레스의 원인을 찾기 위해 전국 초중고등학교를 대상으로 조사를 실시했다. 이 사실을 뉴스에서 접한 나는 문부성의 담당자에게 전화를 걸어 "유행성독감에 따른 학급 폐쇄율이 목조 학교가 10.8%인 데 반해 철근콘크리트 학교는 22.8%로 두 배나 높다. 또 피곤함 3배, 초조함 7배, 두통 16배, 복통은 5배나 많이 앓고 있다. 쥐 실험에서 콘크리트 사육상자의 실험쥐가 다른 실험쥐를 공격하는 것을 봐도 현대의 아이들이 공격적으로 변한 큰 원인이 콘크리트 스트레스라는 것을 알 수 있다. 아파트도 마찬가지다. 철근콘크리트 아파트에 살며 철근콘크리트 학교를 다니는 아이들이 초조하고 정신적으로 피폐해지고 자주 화를 내는 것도 당연한 일이다"라고 역설했다. 내 이야기를 다 들은 담당자는 놀라기는 했지만 콘크리트 스트레스 현상에 대해 추가로 조사할 계획은 없다고 말했다. 그 이유를 물으니 "처음 들은 것이기 때문에…"라며 얼버무렸다. 그저 전례가 없기 때문에 하지 않는다는 것이다.

이렇듯 건축계에서 '병든 학교'와 '병든 집' 등의 화제가 금기임에도, 다행히도 철근콘크리트 학교의 위험성을 자각한 연구자가 있었다. "학교는 아이들이 하루의 절반을 보내는 생활의 장이고, 따라서 그에 걸맞는 분위기를 갖춰야 합니다. 교사에게는 편안하고 능률이 오르는 쾌적한 사무 공간이어야 하겠지요. 유감스럽게도 지난 반세기 동안 학교는 이와 같은 생각을 바탕으로 지어지지 않았습니다. 그렇지만 1980년대 중반부터 조금씩 학교가 변하기 시작했습니다. 목조 학교 신축이 늘어나고 있는 현상이 바로 그 증거입니다." 가고시마 대학교 생물환경학과의 핫토리 마사아키 교수의 진단이다.

청소년 범죄와 아동학대의 증가

아이치 교육대학교의 기쓰다 코요 교수는 건축 스트레스 연구의 일인자이다. 그는 학교가 아이들의 생리적·심리적 측면에 미치는 영향을 조사하고, 청소년 범죄가 사회 문제로 대두되고 있는 오늘날, 교육 환경으로서 학교 건축 재료의 영향을 진지하게 파헤쳐야 한다고 제안한다.

아이들이 점점 더 폭력적으로 변해가고 있다. 전국의 초중고교의 교내폭력 발생률은 1986년에는 10% 이하였지만, 이후 매년 증가를 거듭해 1996년에는 17.7%로 치솟았다. 그 뒤로도 증가 속도는 멈추지 않았고, 2000년에는 공립학교의 교내폭력이 처음으로 3만 건을 넘었다(3만 4,595건). 그중에서도 학생이 교사에게 폭력을 휘두른 경우가 급격히 증가했다(표13 참조).

2002년 현재 일본 전국의 고등학교를 중퇴한 학생의 수는 10만 명을 넘어섰고, 중퇴율도 1982년 이후 가장 높은 2.63%를 기록하고 있다. '집단 따돌림'이 보고된 경우만 3만 918건에 달한다. 사가현에서 발생한 버스 납치 사건[10]처럼 세상을 떠들썩하게 한 강력범죄도 연이어 벌어졌다. 청소년의 마음이 '무언가'에 눌려 침식되어가고 있는 것이다.

가정에서의 아동학대도 급격히 증가하는 추세이다(표15). 공공기관의 '아동학대' 상담 건수는 10년 동안 10배나 증가했다. 아동학대뿐만 아니라 남편에게 맞는 아내도 증가했다(최근 4년 사이에 1.8배 증가). 이런 가정과 학교의 폭력 문제가 심각해진 데에는 여러 사회적 요인이 작용했을 것이다. 하나의 원인으로만 치부하기는 어렵겠지만, 주거환경과 생활환경이 주요 원인 가운데 하나로 작용했을 수 있다는 가정은 어렵지 않다. 그러니 심도 깊은 연구와 대책이 필요하지 않겠는가.

[10] 2000년 5월 사가현에서는 17세 소년이 승객 15명을 태우고 주행 중이던 버스를 납치하는 사건이 발생했다. 1명이 사망하고 5명이 부상을 입었다. 검거된 소년은 범행 이유로 "그냥 달리고 싶었다"고 말해 사람들을 충격에 빠뜨렸다.

표 13 **연간 학교 폭력 발생 건수**
『도쿄신문』 2000.8.25

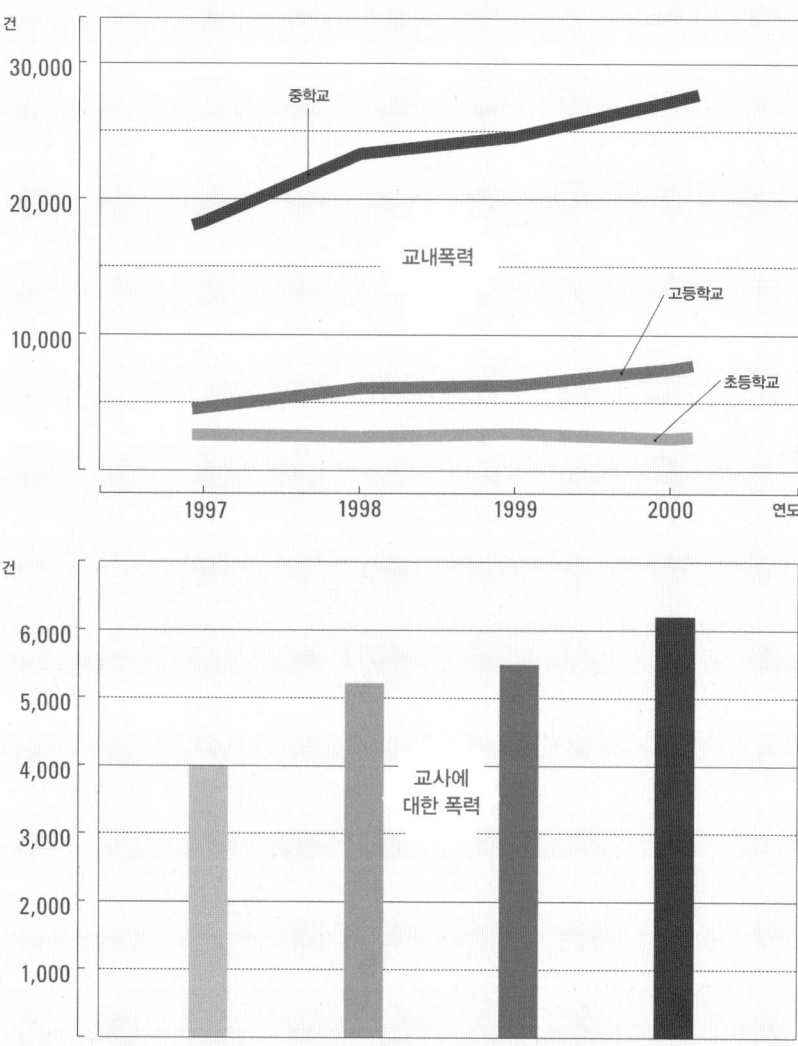

표 14 **연간 아동학대 신고 건수**
『도쿄신문』 2001.1.19
※전국의 아동 상담소에 들어온 상담 건수를 후생성이 정리.

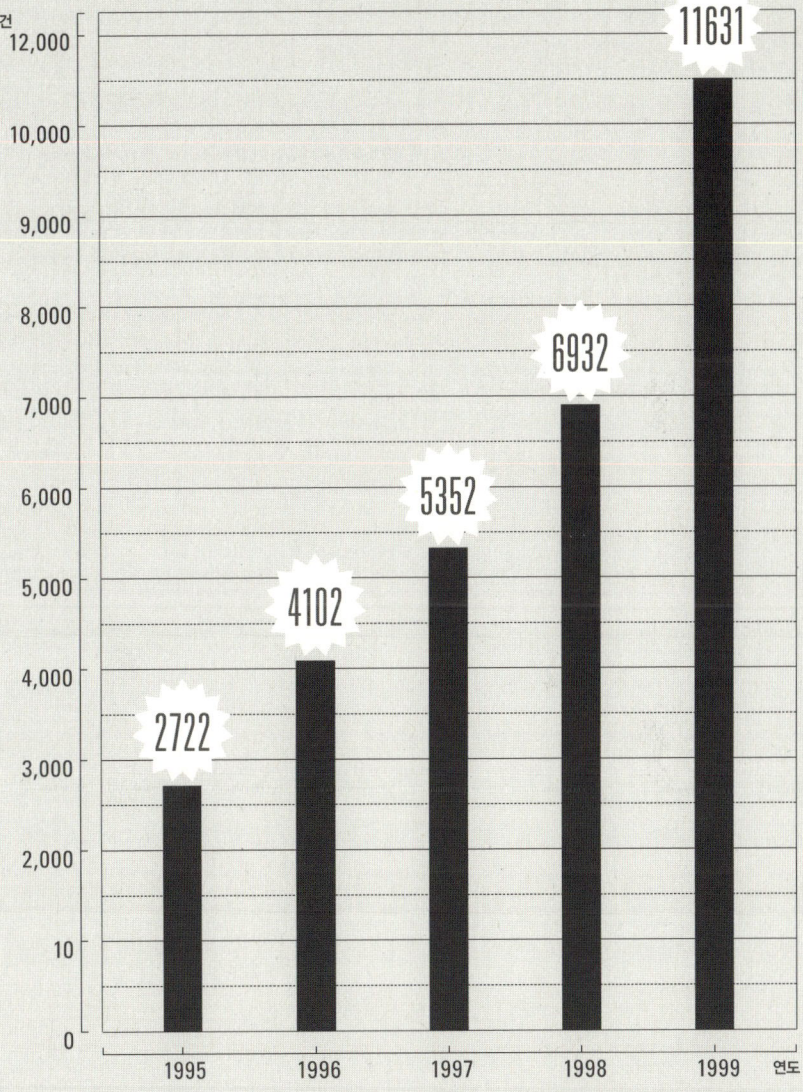

콘크리트의 역습 77

아이들을 불안하게 만드는 학교

목조 학교와 콘크리트 학교의 아이들을 비교한 연구가 있다. 교육심리학자 다카하시 다케시의 연구에 따르면 아동의 심리적 측면에 분명한 차이가 있다고 한다. 연구는 ①야타베 길포드(YG)검사[11], ②아동용 현재성 불안검사(개량형)의 두 가지 방식으로 두 그룹을 대상으로 실시됐다. A그룹은 초등학교 4학년까지 콘크리트 학교에 다니다 5~6학년은 목조 학교에서 다닌 학생, B그룹은 1학년부터 6학년까지 계속 철근콘크리트 학교에 다닌 학생들로 구성되었다.

[11] 1940년대 미국의 심리학자 J. P. 길포드가 고안한 성격검사를 모델로 일본의 심리학자 다니베 다츠로가 일본인에게 맞게 작성한 것. 12가지 척도에 속한 질문에 의해 5가지(평균, 안정, 불안정 등) 유형으로 분류된다.

먼저 두 그룹의 '정서불안' 정도를 7개의 인자로 비교했는데, 그러자 분명한 차이가 발견됐다(표15 참조). B그룹의 모든 항목에서 '부정적'인 경향이 나타난 것이다. 콘크리트 학교에서는 평균적으로 허위성(거짓말) 척도 1.3배, 불안함 1.06배, 공격성 1.19배, 우울함 1.2배, 기분의 변화 1.1배, 열등감 1.08배, 신경질 1.19배, 정서불안 1.13배 높은 수준을 보였다.

표 15 **목조·콘크리트 학교 학생들의 심리 상태 조사**
조사대상: 목조·콘크리트 학교 5, 6학년 남·여학생

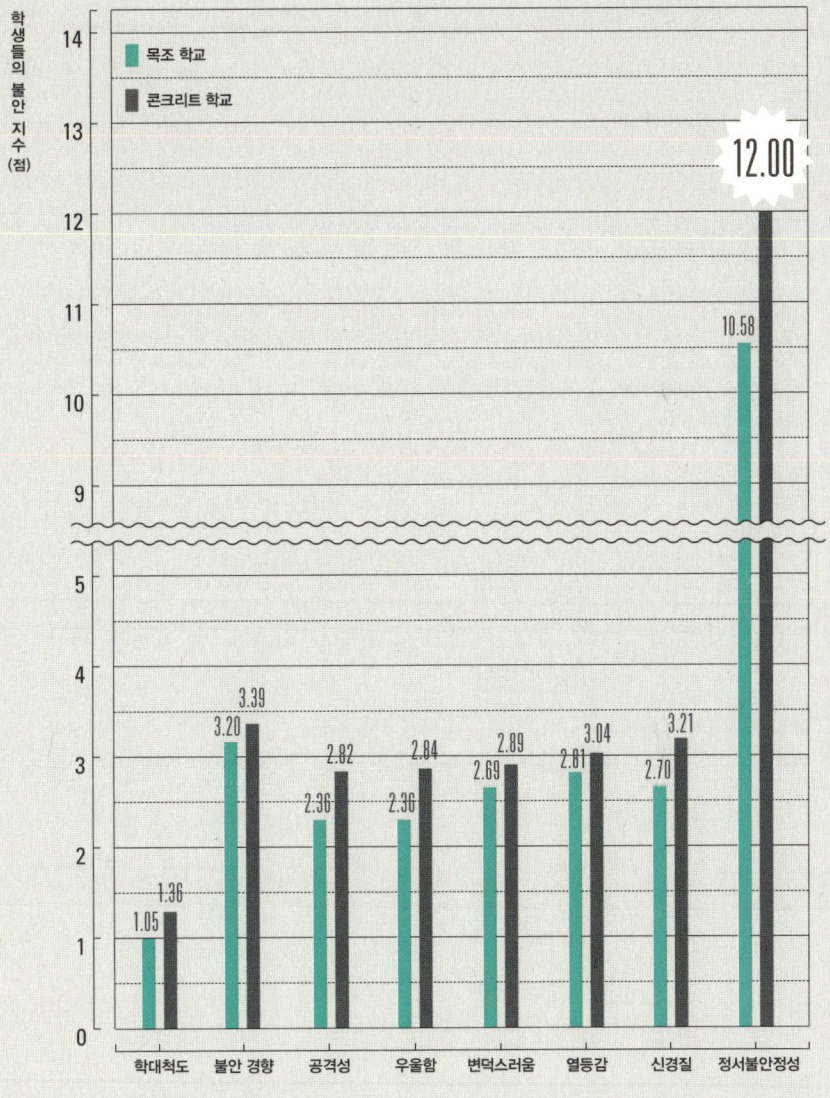

콘크리트의 역습 79

하나의 대안은 나무

콘크리트 학교에서 생활하는 학생들의 '정서불안' 경향은 특히 여학생들에게 뚜렷하게 나타났다. 콘크리트 학교의 여학생은 허위성 1.21배, 불안 경향 1.32배, 공격성 1.31배, 우울함 1.57배, 기분의 변화 1.14배, 열등감 1.3배, 신경질 1.47배, 정서불안 1.36배였다. 이에 비해 목조 학교의 여학생의 정서는 안정되고 공격적이지 않았다(표 16 참조).

선생님들의 반응은 콘크리트 학교와 목조 학교에서 어떤 차이를 보일까? 두 반응의 차이를 한눈에 확인할 수 있는 조사가 한 학교에서 진행됐다. 구조 변경 전의 콘크리트 학교는 백색으로 도장한 벽면이었는데 그 위에 편백나무 판재를 붙이는 실내 공사를 한 것이다. 천장의 백색 흡음판이 화백나무 판재로, 알루미늄 창틀도 나무 창틀로 바뀌었다. 책상 등의 가구도 천연목재 합판으로 하는 등 새하얀 내부마감이었던 콘크리트 학교가 천연나무 교실로 바뀌었다. 당시 해당 학교의 교사들에게 학교의 인상이 어떻게 변했는지를 물었다. 콘크리트 학교가 우세를 보인 항목은 '강하다', '견고하다', '반듯하다'의 3개 항목뿐이었고, 이에 비해 목조 학교는 '부드럽다', '자연적이다', '인간적이다', '따뜻하다', '안심이 된다'와 같은 호의적인 항목에서 높은 결과를 보였다. 콘크리트 학교에서는 '딱딱하고 인공적이고 차갑다, 불안하다, 위험하다, 향기가 없다' 등의 본능적인 거부감을 느낀다는 사실도 확인할 수 있었다. 이처럼 목재와 목질 재료를 사용해 내부를 마감하는 것만으로도 따뜻하고 정감이 있는 교실을 만들 수 있었다.

표 16 목조·콘크리트 학교 학생들의 심리 상태 조사
조사대상: 목조·콘크리트 학교 5, 6학년 여학생

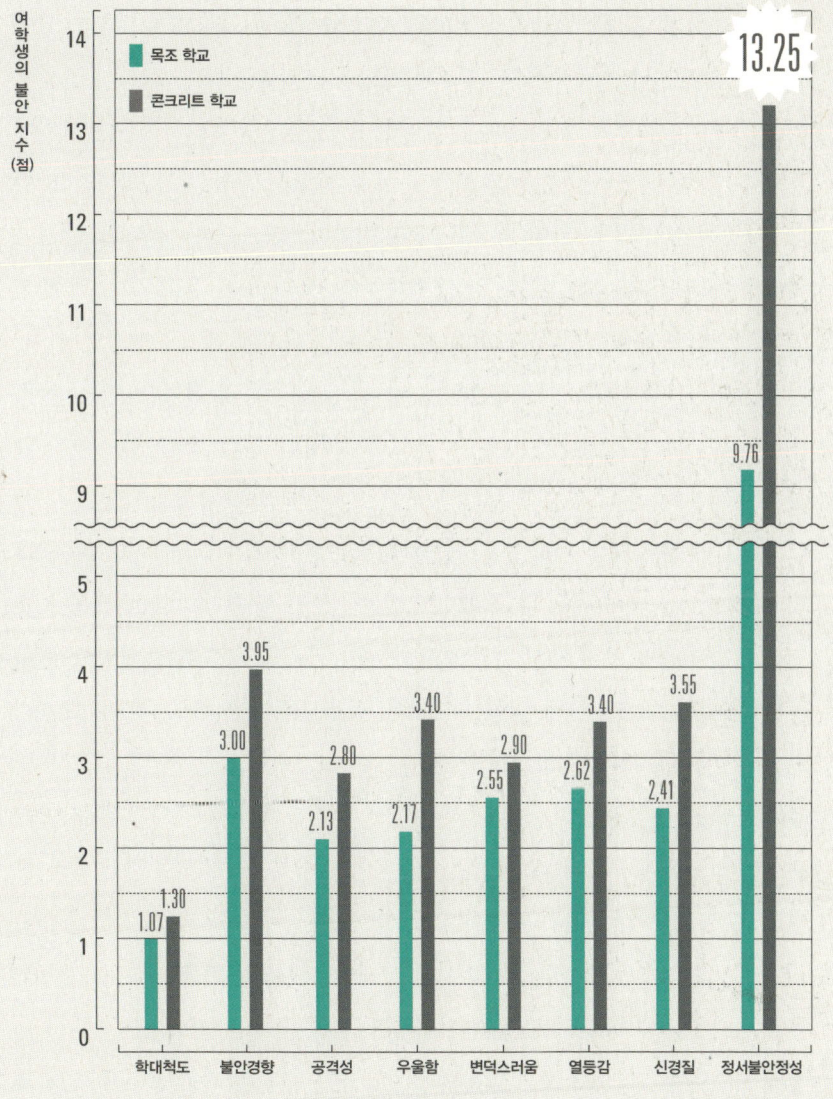

콘크리트의 역습 81

나무 교실에서 공부하면 성적이 향상된다?

표17은 전국의 교사 850명에게 학교 건물이 학생들과 교사에게 미치는 영향을 물은 결과이다. 일차적으로 '학생의 건강과 면학활동, 또는 교사의 생활이 학교 건물의 재료(목조, 콘크리트조)에 영향을 받는 경우가 있는가?'라는 질문에 '있다'고 답한 교사의 의견을 집계했다. 목조 학교는 가장 많은 90명의 교사가 '따뜻하다'고 답했다. 이어서 '차분한 분위기', '부드럽다', '바닥에 탄성이 있어서 다리가 피로하지 않다', '안전하다', '쾌적한 습도와 온도' 등이 꼽혔다. 반면 콘크리트 학교의 경우 72명의 교사가 '바닥이 딱딱해서 오랫동안 서 있기 힘들다'고 대답했다. 이어진 대답으로 결로, 안전상의 위험, 소리의 울림, 추위, 발이 시리다, 실내가 어둡다, 습도 조절이 안 된다, 소음, 감기를 달고 산다 등이 나왔다.

표18은 각급 학교 양호사들의 눈으로 본 아이들의 모습이다. 목조 학교 66개 교, 철근콘크리트 학교 80개 교를 대상으로 답을 모았다. 주목해야 할 점은 그래프에서 '많다'고 나온 항목이다. 콘크리트 학교는 목조 학교에 비해 몸의 피로 3배, 초조감 7배, 안면 홍조 3배, 두통 16배, 복통 5배로 집계되었다.

이처럼 심각한 문제를 안고 있는 콘크리트 학교가 지금도 매순간 새로 지어지고 있다. 단순히 '몰랐다'라는 말로 현실을 묵과해서는 안 된다. 당연히 언론의 책임도 막중하다. 이처럼 결정적인 학술데이터가 있는데도 전혀 취재, 보도가 되고 있지 않기 때문이다.

표19에서 조사팀은 목조와 콘크리트 학교에서 학생들이 느끼는 '졸음과 나른함, 집중력 곤란, 신체적인 위화감'이라는 3가지 항목의 피로를 교사들에게 물었다. 그 결과 모든 항목에서 콘크리트 학교의 피로도가 목조 학교에 비해 3배 가까이 높게 나타났다. 이런 상황에서 콘크리트 학교 아이들의 성적이 향상될 리가 없다. 반대로 목조 학교에서 생활하는 학생들은 콘크리트

학교 학생들에 비해 3배 이상 높은 집중력을 보였다. 그런데도 자식들 성적 걱정에 골머리를 앓는 엄마들은 수도 없이 많지만, 아이들 성적을 위해 학교를 나무로 지어야 한다고 항의하는 엄마는 없다.

표 17 　목조·철근콘크리트 학교에 대한 교사들의 의견

학생의 건강과 면학활동, 또한 교사의 교내에서의 생활이 학교의 재질에(목조, RC조) 영향을 받는 경우가 '있다'고 대답한 교사의 의견(자유기술식)

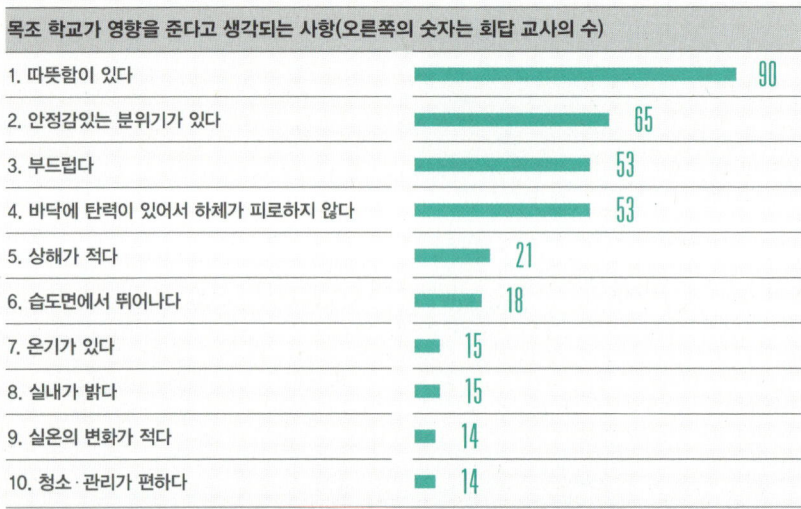

목조 학교가 영향을 준다고 생각되는 사항(오른쪽의 숫자는 회답 교사의 수)	
1. 따뜻함이 있다	90
2. 안정감있는 분위기가 있다	65
3. 부드럽다	53
4. 바닥에 탄력이 있어서 하체가 피로하지 않다	53
5. 상해가 적다	21
6. 습도면에서 뛰어나다	18
7. 온기가 있다	15
8. 실내가 밝다	15
9. 실온의 변화가 적다	14
10. 청소·관리가 편하다	14

RC조 학교가 영향을 준다고 생각되는 사항(오른쪽의 숫자는 회답 교사의 수)	
1. 바닥에 탄력이 없어서 장시간 서 있기 힘들다	72
2. 결로가 발생한다	64
3. 상해의 정도가 크고 안전면에서 좋지 않다	25
4. 소리의 반향이 있다	25
5. 콘크리트의 차가움이 느껴진다	22
6. 발이 시리다	19
7. 실내가 어둡다	15
8. 습도 조절이 안된다	13
9. 다른 교실의 소리가 들리지 않는다	11
10. 감기가 쉽게 옮는다	10

표 18 **학교 건축재료가 학생들에게 미치는 영향**
『목재는 건강과 환경을 지킨다』(아리마 다카노리 편저, 산초출판)

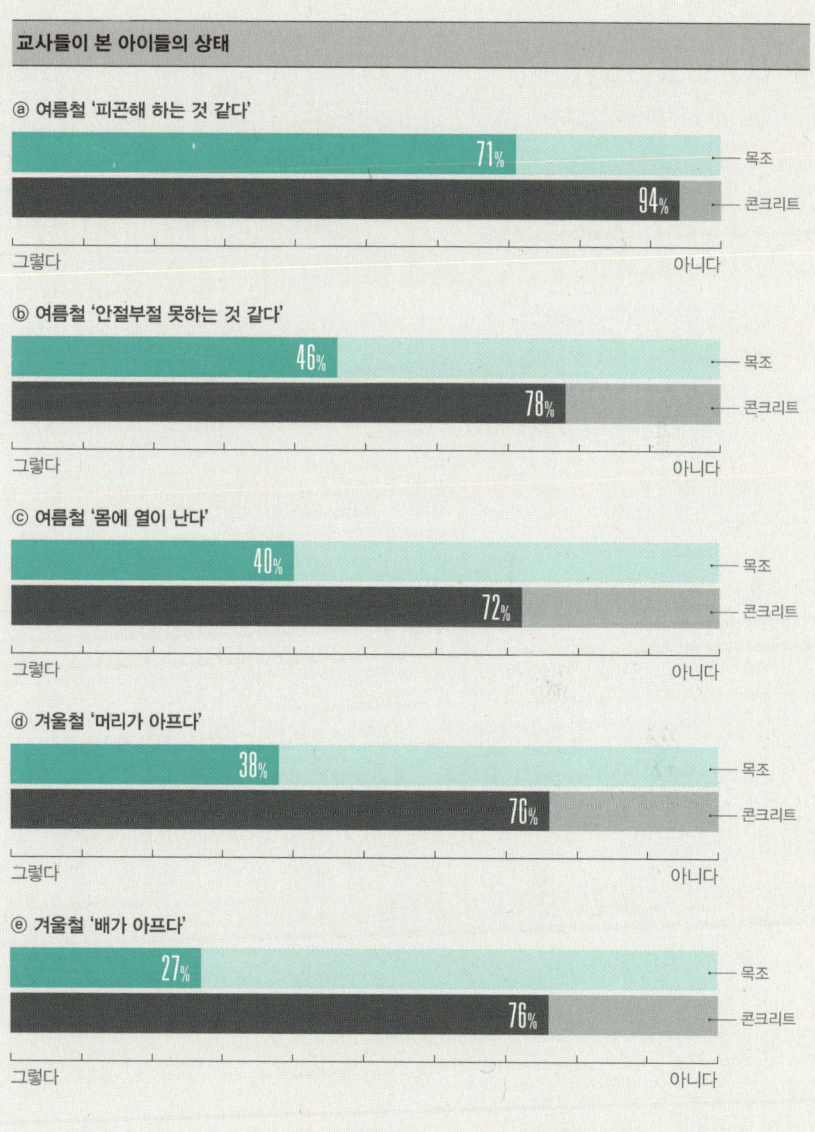

교사들이 본 아이들의 상태

ⓐ 여름철 '피곤해 하는 것 같다'
71% — 목조
94% — 콘크리트
그렇다 / 아니다

ⓑ 여름철 '안절부절 못하는 것 같다'
46% — 목조
78% — 콘크리트
그렇다 / 아니다

ⓒ 여름철 '몸에 열이 난다'
40% — 목조
72% — 콘크리트
그렇다 / 아니다

ⓓ 겨울철 '머리가 아프다'
38% — 목조
76% — 콘크리트
그렇다 / 아니다

ⓔ 겨울철 '배가 아프다'
27% — 목조
76% — 콘크리트
그렇다 / 아니다

표 19 **건축재료에 따른 집중력·피로감 차이**

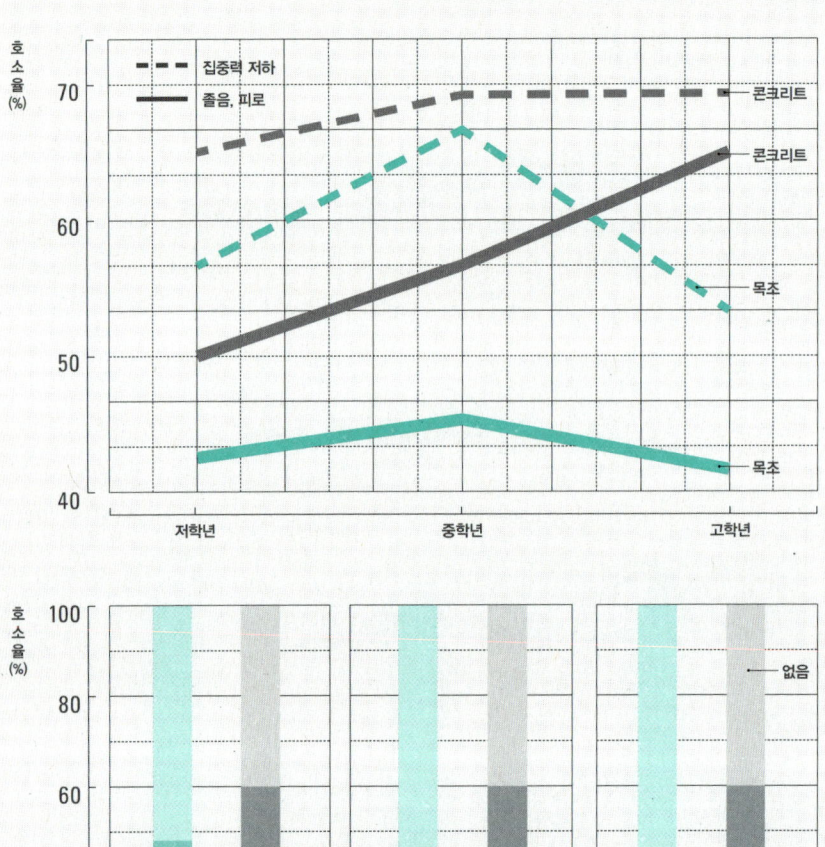

제3장. 아이들이 위험하다! 콘크리트 학교의 공포

춥고 눅눅한 교실

유행성독감으로 휴교를 한 학교의 비율도 목조 학교 10.8%, 콘크리트 학교 22.8%로 매우 분명한 차이가 드러났다(표20). 즉 콘크리트 학교에 다니는 아이들의 면역력이 목조 학교에 다니는 아이들에 비해 현저하게 떨어진다는 것이다. 이 흥미로운 조사는 전국 각지에 있는 지은 지 10년 이내의 목조 학교(287학급)와 그에 인접한 철근콘크리트 학교(435학급)를 대상으로 했다. 연구자는 이 차이의 원인을 다음과 같이 설명했다. "콘크리트 학교는 온도와 습도가 낮습니다. 이럴 경우 호흡기의 점액과 점막이 건조해지고 면역력이 약해지기 때문에 유행성독감 바이러스가 번지기 쉽죠. 이에 비해 목조 학교에서는 목재가 어느 정도 습도를 조절해주기 때문에 보다 쾌적한 조건이 조성됩니다."

표21은 콘크리트 학교의 겨울철 실내 온도와 습도가 변화가 심하다는 사실을 보여준다. 대상이 된 두 학교는 같은 동네에 나란히 서 있는 학교로, 건축 재료 이외의 다른 모든 조건은 동일했다. 그럼에도 불구하고 온도, 습도는 커다란 차이를 보였다. 목조 교실에서 '온도'(가로축)는 15도 부근에 집중되어 있고, 습도는 50% 부근에 안정적으로 분포되어 있다. 하지만 콘크리트 교실에서는 온도가 대부분 15도 이하인 날이 많았고, 습도도 20~80%까지 변화 폭이 컸다. 어떤 날에는 실내 기온이 활동이 힘들만큼(10도 이하) 추운 경우도 관찰되었다. 콘크리트 방이 지독하게 추운 것은 콘크리트 벽의 냉복사를 통해 실내 공기로부터 온도를 빼앗기 때문이다. 가고시마 대학교 핫토리 교수는 이에 대해 "복사열에 의해 빼앗기는 방사냉각[12] 효과를 고려한다면 철근콘크리트 학교 교실의 체감온도는 실제 기온보다 훨씬 낮아질 것"이라고 설명했다.

[12] 물체가 표면의 방사열에 의해 냉각되는 현상. 두 면이 마주보고 있는 경우 고온면은 저온면에 의해 방사 냉각된다.

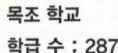 유행성독감으로 인한 학급 폐쇄율

목조 학교
학급 수 : 287

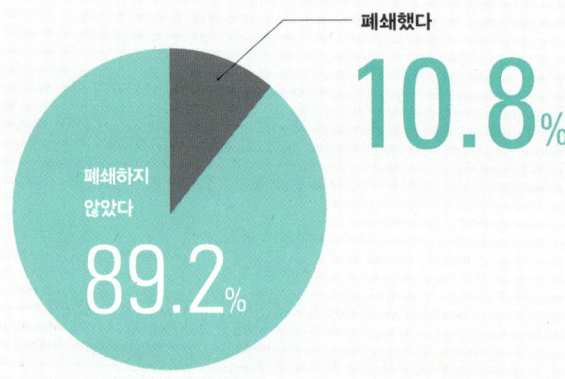

철근콘크리트 학교
학급 수 : 435

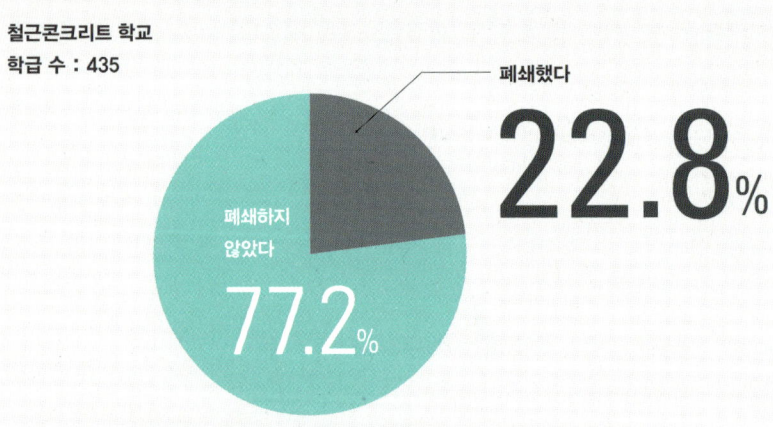

전국에 있는 건축 후 10년 이내의 목조 학교와 인접해 있는 철근콘크리트 학교를 대상으로 설문조사를 실시. 최근 3년 동안 학급을 폐쇄한 일이 있는 학급의 수를 물었다. 조사는 1993년 10~11월에 실시.

표 21　목조·콘크리트 학교의 실내 온도와 습도

**목조 학교
1층 교실**

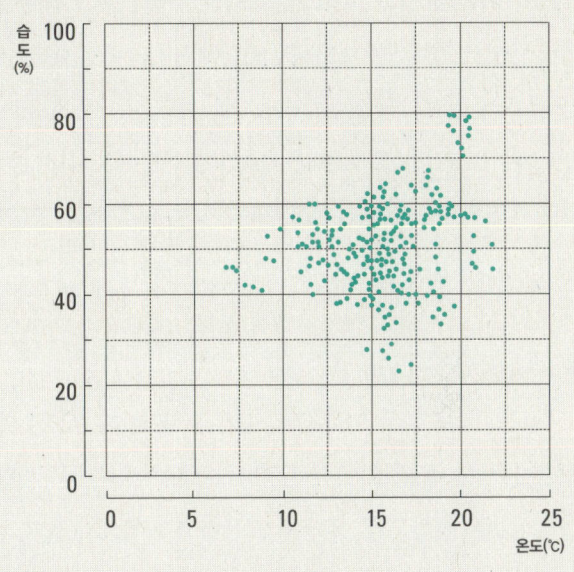

**철근콘크리트 학교
1층 교실**

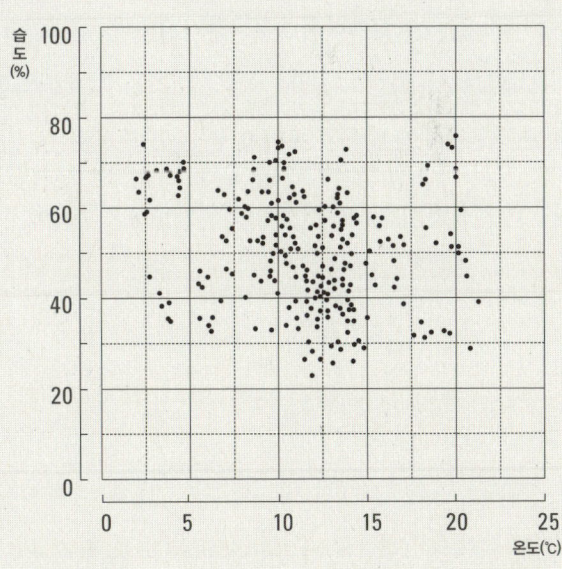

콘크리트의 역습　89

온도 변화가 심한 교실

표22는 목조 교실과 콘크리트 교실의 '실내온도 수직 분포' 비교이다. 동절기에 등유난로로 실내 공기를 데워 바닥에서부터 측정했다. 목조 학교는 교실 전체의 온도가 비교적 균일했지만(15~23도), 철근콘크리트 교실은 발 부근은 차갑고 머리 위의 공기는 30도까지 상승했다. 한방에서 건강의 조건으로 이야기하는 두한족열[13]과는 반대의 상황이다. 이와 같은 온도분포에서 아이들은 얼굴은 화끈거리고 발은 차가운 좋지 않은 상태에 놓이게 된다. 장시간에 걸쳐 의자에 앉아서 공부하는 아이들에게 교실의 온도분포와 습도를 최상으로 하는 것은 중요한 환경인자이다.

[13] 한방에서 말하는 '가장 건강한 신체 상태'로, 체질이 건강한 사람은 머리는 시원하고 발은 따뜻한 상태가 항상 유지되어 신진대사가 원활하다.

우리는 이상의 측정결과에 의해 목조 교실이 학습에 더 좋은 환경이라는 결론을 내릴 수 있었다. 매우 당연한 결과이다. 덧붙여 말하면 철근콘크리트 아파트보다 목재 내장재로 마감한 아파트가 좋고, 콘크리트 사무실보다 목조 사무실이 좋다. 노출콘크리트는 말할 필요도 없다.

표23은 4학년까지 철근콘크리트 학교에 있던 아이들이 5, 6학년을 목조 학교에서 보낸 소감인데, 철근콘크리트 학교에서 목조 학교로 간 아이들의 솔직한 감상이 양쪽의 차이를 두드러지게 한다.

표 22　**높이에 따른 교실 실내 온도 변화**

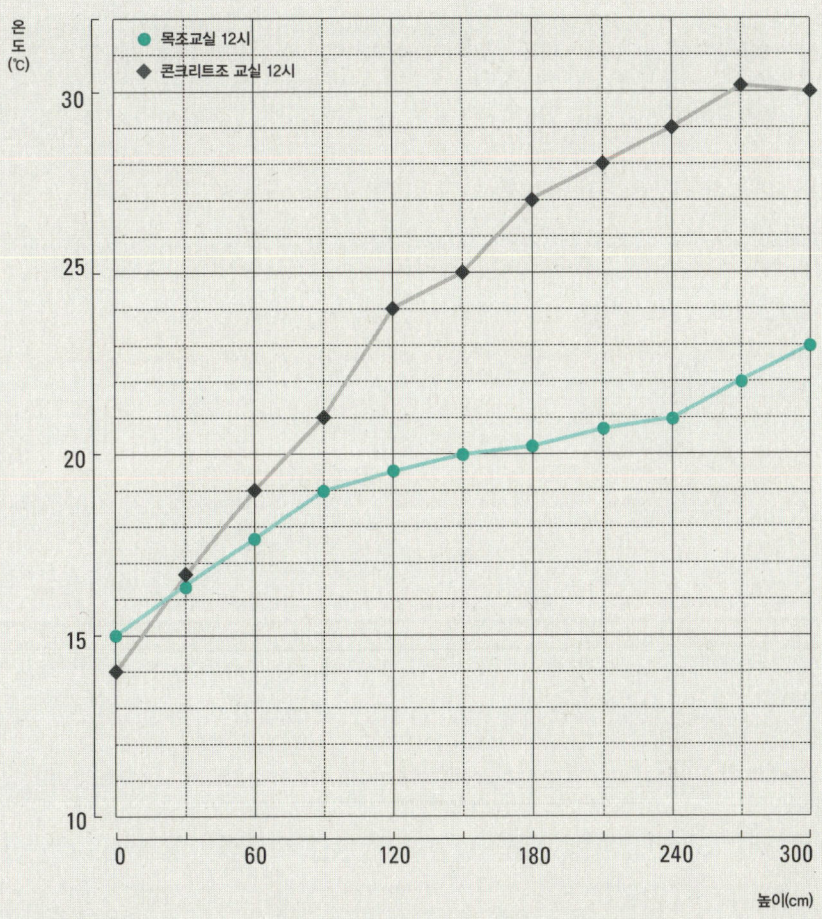

표 23 **목조 학교에서 생활한 학생들의 환경평가**
조사대상: 목조 학교로 이동한 5·6학년 학생 50명

환경의 평가항목	좋아졌음	변화없음	나빠졌음
1. 여름의 더위	29	18	3
2. 겨울의 추위	39	8	3
3. 통풍	33	13	4
4. 외풍	20	19	11
5. 놀이 및 활동 공간	29	16	5
6. 넘어졌을 때의 통증	37	10	3

제4장.

몸도 마음도
꽁꽁 얼어붙게 하는
'냉복사'

차가운 직장

한 번은 고등학교에서 영어를 가르치는 하야카와 마사오 선생이 찾아와 한탄했다. "NHK라디오에서 공립학교 건물이 낡아 화장실 사용도 어려울 정도라는 기사가 나오자, 학교 측은 기다렸다는 듯이 화장합판[14]으로 화장실을 덧댔습니다. 그리고는 교장 이하 교사들이 입을 맞춰 '학교가 좋아졌다'며 자화자찬을 하고 있는 상황입니다." 공사 과정에서 합판 접착에 사용한 화학물질(VOC)이 신경 이상을 유발할 수 있는데도 편리만 추구하는 건설업자와 행정 당국이 학생과 교사들의 건강을 담보로 자신들의 이윤만을 추구한 것이다.

[14] 합판에 마감재를 붙인 합판의 총칭. 얇은 나무 소재를 붙이거나 도장을 하는 등 여러 종류가 있다.

"특히 북사면의 1층 교실은 심각합니다. 바닥 아래가 텅 비어 있어요. 그 아래로 냉기가 다니기 때문에 더욱 춥습니다. 여자선생님들 사이에는 생리 불순과 요통을 호소하는 사람이 속출했을 정도입니다. 북쪽에 있는 회의실은 너무 추워서 사용할 수도 없을 정도입니다."

콘크리트 학교의 교사들의 피로는 어느 정도일까? 표24는 교사의 피로를 ①초조함 ②일반적 피로 ③만성피로 ④컨디션 난조 ⑤의욕 저하 ⑥기력 감퇴 ⑦불안 징후 ⑧우울함 등 8가지로 구분하였다. 놀랄만한 것은 모든 항목에서 콘크리트 학교의 불만이 목조 학교의 2배에 달했다는 사실이다. 그 중에서도 ②일반적 피로 ③만성피로 ⑥기력 감퇴가 두드러진다.

표 24　건축재료에 따른 교사들의 피로도 차이

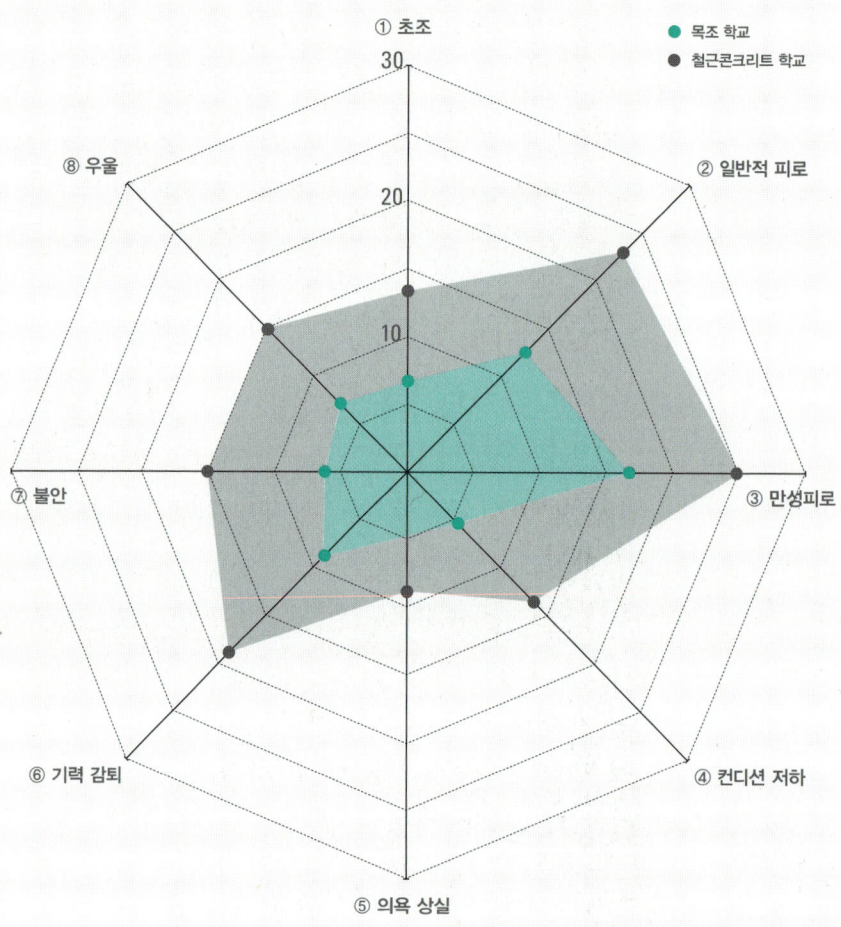

'피로'의 정도는 제삼자에게 이해시키기 어렵다. 그래서 '피로감'에 대한 조사에서는 '피로 자각증상 조사'라고 하는 조사표가 종종 사용된다. 이른바 '자각증상 설문조사'법이다(표25). 이중에서 '피로'와 관련된 서른 가지 항목을 설정해 또 다른 조사를 진행했다.

①머리가 무겁다 ②몸이 축 처진다 ③발이 무겁다 등 구체적인 증상을 묻는 것으로 피험자는 자신의 상태를 객관적으로 확인할 수 있다. '자각증상'은 크게 3가지 군으로 분류되어 있다.

1군 : '졸음', '늘어짐'에 관한 자각증상 ①~⑩
2군 : '집중력 저하'에 관한 자각증상 ⑪~⑳
3군 : '신체 이상'에 관한 자각증상 ㉑~㉚

시험 삼아 여러분도 '셀프 테스트'해보기 바란다. 자각증상의 수가 많을수록 '피로도'가 크다고 할 수 있다. 그것이 ④하품이 나온다 ⑤머리가 멍하다 등의 1군에 많으면 '졸음', '늘어짐' 형의 피로이다. ⑪생각이 정리되지 않는다 ⑫다른 사람과 대화하기 싫다 등이 많으면 2군 '집중력 곤란' 형의 피로이다. ㉑머리가 아프다 ㉒어깨가 뭉친다 등은 3군의 '신체 위화감' 형의 피로가 두드러지는 것이다. 같은 피로라도 사람에 따라서 '늘어짐', '집중력', '신체 이상'으로 증상이 다르게 나타난다.

표26은 이상의 패턴에 따라 목조 학교와 콘크리트 학교에서 교사들이 느끼는 피로의 차이를 비교한 것이다. 1~3군 전체에 걸쳐 철근콘크리트 학교의 교사들이 많은 것으로 나타났다.

표 25　피로 자각증상 테스트

이름:	날짜:

어젯밤의 수면시간은 적당했습니까 (충분·조금 부족·매우 부족)

당신의 현재 상태에 대한 질문. ○, ×로 답하시오.

1. 머리가 무겁다	☐	16. 방금 한 일이 생각이 안난다	☐
2. 몸이 축 처진다	☐	17. 실수하는 일이 잦아진다	☐
3. 발이 무겁다	☐	18. 만사가 걱정된다	☐
4. 하품이 나온다	☐	19. 정신차리고 있을 수 없다	☐
5. 머리가 멍하다	☐	20. 끈기가 없어진다	☐
6. 졸립다	☐	21. 머리가 아프다	☐
7. 눈이 피곤하다	☐	22. 어깨가 뭉친다	☐
8. 동작이 어색하다	☐	23. 허리가 아프다	☐
9. 발바닥에 감각이 없다	☐	24. 숨쉬기 힘들다	☐
10. 눕고 싶다	☐	25. 입안이 마른다	☐
11. 생각이 잘 정리되지 않는다	☐	26. 목소리가 갈라진다	☐
12. 다른 사람과 대화하기 싫다	☐	27. 현기증이 난다	☐
13. 어쩐지 초조하다	☐	28. 눈꺼풀이나 근육이 떨린다	☐
14. 기운이 없다	☐	29. 손발이 떨린다	☐
15. 일에 열중하지 못한다	☐	30. 기분이 나쁘다	☐

표 26 건축재료에 따른 교사들의 피로 자각증상

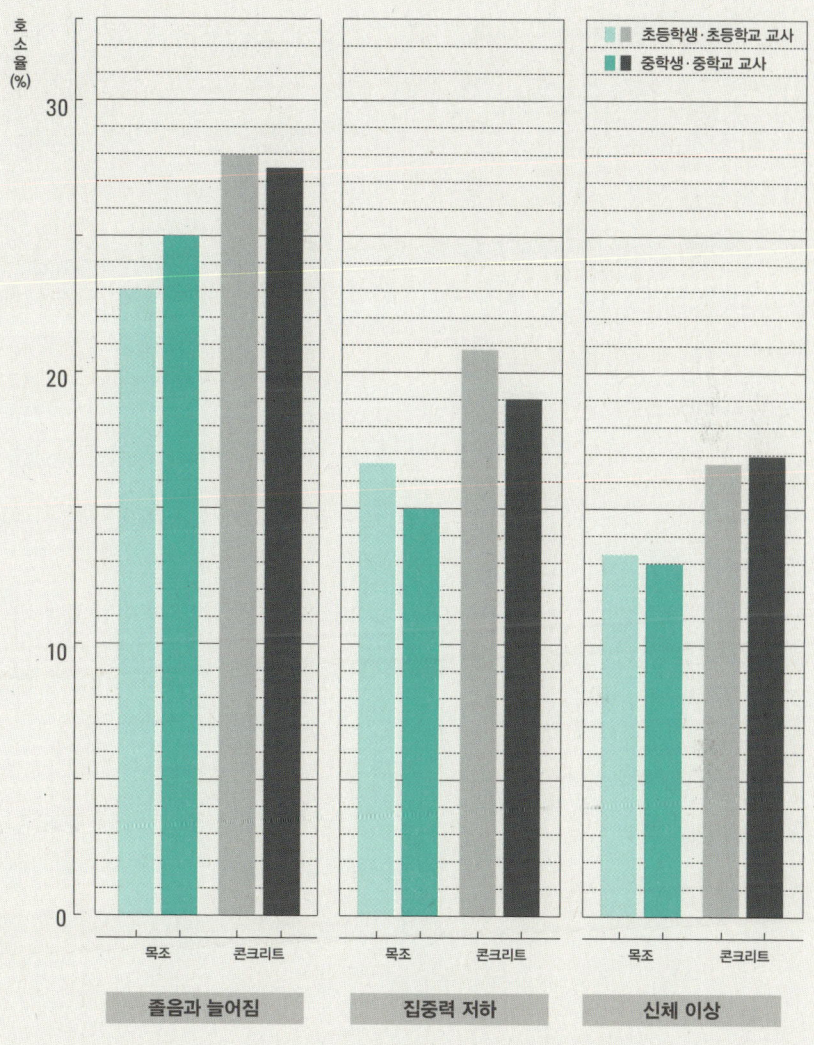

콘크리트의 역습

냉복사의 공격

도쿄 대학교 건축학과 안도 다다오 교수가 제창한 노출콘크리트 건축은 젊은 건축가들 사이에서 열병처럼 번져, 지금은 일본 전체의 공공건축이 거의 노출 콘크리트로 뒤덮여버렸다. 그것도 보육원, 초·중등학교, 병원, 양로원, 도서관, 시민홀 등 약자가 모이는 공공건축이 노출콘크리트 신드롬에 잠식되었을 정도다. 안도를 시작으로 노출콘크리트 건축을 지어온 모든 건축가들에게 책임을 묻고 싶을 지경이다. 콘크리트 사육상자의 실험쥐는 93%가 죽었다. 살아남은 어미쥐는 새끼쥐를 물어 죽이고, 다른 사육상자로 옮긴 아비쥐는 다른 쥐들을 공격한 상황을 떠올리길 바란다.

건강한 학교 만들기는 그렇게 어려운 일이 아니다. 아주 작은 실천만으로도 쾌적한 학교 환경을 일굴 수 있다. 전례가 없다고 현실을 모른 체한다면 좀더 나은 환경을 만들 수 있는 기회를 영영 닫아버리게 될 것이다.

건축업계에서 남보다 앞장서서 아파트의 목재 내장 마감 사업에 뛰어든 ㈜이시하라의 이시하라 마사히로 대표는 회사에서 직접 변화를 경험했다고 한다. 체력저하를 호소하는 한 직원의 건의를 예사로 넘기지 않고 사무실 공간을 변화시켰는데, 콘크리트 기둥과 벽을 발포스티로폼과 골판지 박스로 둘러쌓은 것이다. 그러자 직원의 증상이 눈에 띄게 호전되었다. 골판지 박스가 콘크리트 벽의 냉복사 현상을 억제시켰기 때문이다.

콘크리트의 냉복사 작용은 자율신경계를 교란시킨다. 때문에 쉽게 초조함을 느끼고 화를 내거나 난폭해질 수 있다. 콘크리트 학교와 콘크리트 집에서 자란 아이들이 점점 폭력적인 성향을 띠는 것도 스트레스에 아이들의 신경이 영향을 받아온 결과라고 볼 수 있다. 체열을 빼앗는 냉복사 스트레스를 우리 몸이 타자로부터의 '공격'으로 간주하고 스트레스 발산을 위해 '반격'으로 전환하는 것이다. 스트레스를 줄이기 위해서는 무엇보다 심신의 안정이 필요하다.

　　　　이 문제제기에 대해 국토교통성의 대답은 '콘크리트 스트레스? 그건에 대해서는 정보가 부족하다. 가능한 한 정보를 수집하겠다' 정도였다. 국민의 건강을 관장하는 후생노동성은 어디까지 파악하고 있을까? 반응은 마찬가지였다. '아직은 아무런 조사도 진행하지 않았다. 새집증후군에 대해서는 관련 정부부처에서 규제를 늘리고 해외 문헌 등을 조사하고 있지만, 콘크리트의 문제는 아직 예정된 것이 없다.'

표 27 목재마감 후 교실에 대한 학생들의 인상 변화

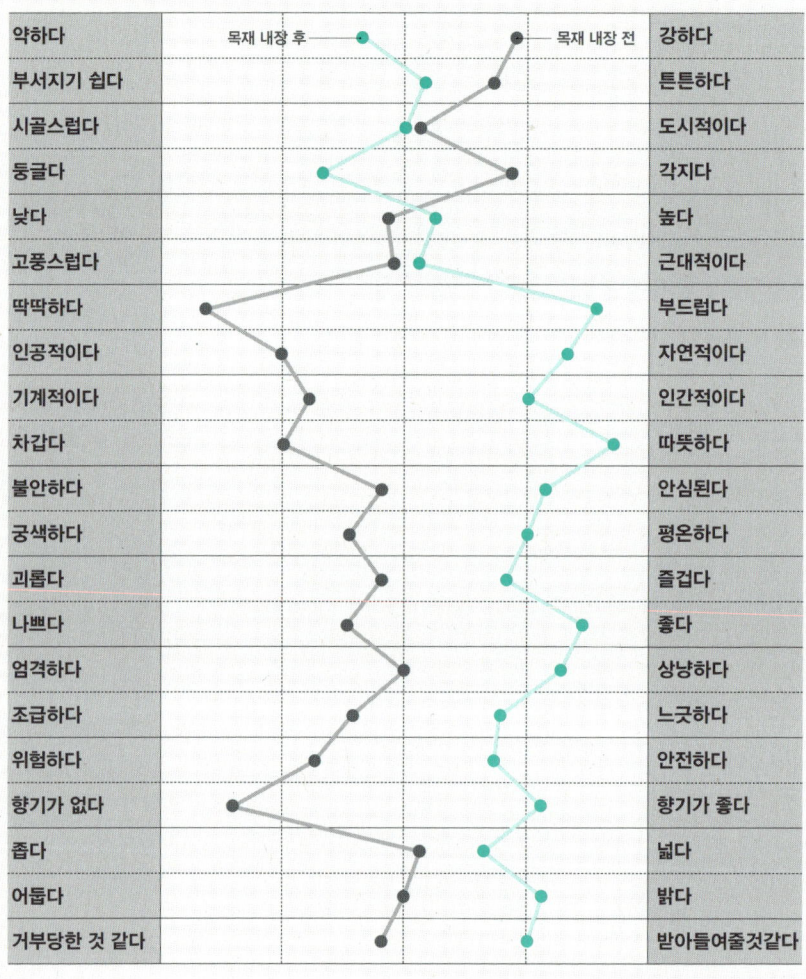

유독가스에 노출된 공사현장

이시하라 씨가 건축물 건설에 까다로운 기준을 갖게 된 데에는 이유가 있다. 건설현장 공사감독으로 일하던 숙부가 암으로 사망했기 때문이다. 성실한 현장소장이던 숙부는 다른 건설노동자들과 마찬가지로 공사현장에서 쉽게 구할 수 있는 폐자재를 모아 불을 피우곤 했다. 추위를 피하거나 현장의 여러 작업을 수행하는 데 모닥불은 필수였다. 그러다 암을 얻게 됐다. 전후 고도성장기에도 그랬지만 지금까지도 일본의 건축재는 화학재료가 많다. 염화비닐 벽지 등은 빙산의 일각일 뿐이다. 이런 폐건축재를 태울 때는 당연히 엄청난 양의 유독가스가 발생한다. 폐자재를 모아 모닥불을 피우는 행위는 일본 건축현장에서 비일비재하다. 겨울뿐 아니라 봄, 가을에도 아침, 저녁으로 서늘하기 때문이다. 공사장 인부들은 쉬는 시간이면 모닥불 주위로 모여 언 손을 녹인다. 방사능의 파괴력을 전혀 모른 채 사고현장에 들어갔던 체르노빌 원전 사고 희생자들의 모습이 겹쳐진다.

피로와 집중력 감퇴

표28은 2000년도 초·중학교에서 등교를 거부한 학생의 수를 표시한 것이다. 학생들의 등교 거부는 최근 30년간 약 8배 가까이 증가했다. 표29는 학생들이 가진 콘크리트 학교와 목조 학교 이미지를 비교한 것으로, '친근함' 항목에서 콘크리트 학교는 목조 학교보다 '친해지기 어려운 느낌이다'라는 결과가 나왔다. '등교 거부' 횟수와 '졸음과 나른함'을 호소하는 비율에 대한 조사에서는, '졸음과 나른함'을 ①별로 느끼지 않는다(0~33%) ②꽤 느낀다(34~66%) ③강하게 느낀다(67~100%)로 구분하고 나니 그 비율이 높은 학교일수록 등교를 거부하는 학생 수가 많은 것을 확인할 수 있었다. 목조 학교에서는 졸음과 나른함을 호소하는 비율이 상대적으로 매우 낮았다. 그런데 목재로 내부를 마감한 일부 학교에서도 졸음과 나른함을 느끼고 주의를 집중하기 어렵다는 대답이 나온 경우가 있다. 이 수치가 다른 목재 마감 학교들과 달리 콘크리트학교와 비슷할 정도로 높은 사례가 있어 원인을 조사했는데 다름 아닌 마감재 시공 방법이 문제였다. 합판 또는 아주 얇은 나무를 콘크리트 바닥에 직접 붙인 학교일 경우 콘크리트 학교와 수치가 크게 다르지 않았다. 즉 삼나무나 편백나무 등 원목자재로 마감을 할 경우 일정 정도의 두께를 지녀야 내장재로서 기능을 하는 것이다. 합판 시공의 경우 오히려 사용한 접착제가 포름알데히드 등을 방출해 문제를 일으키기도 했다.

표 28　1966~2000년 사이의 등교 거부 학생

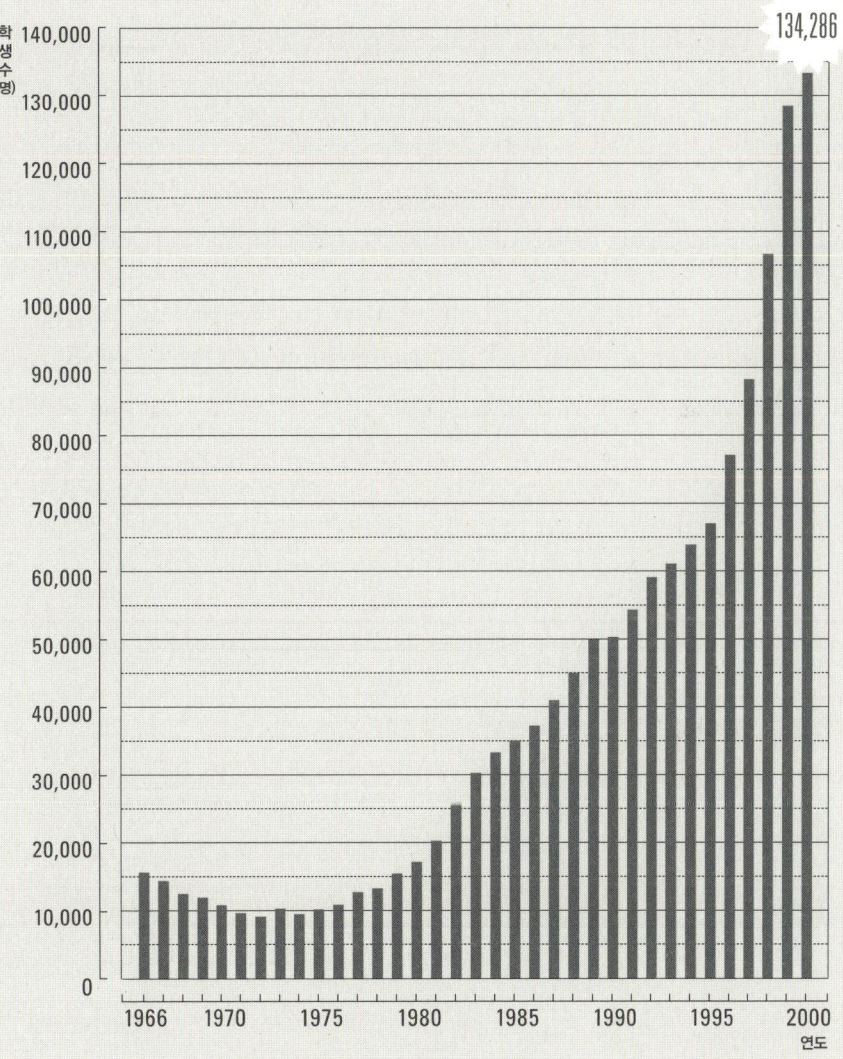

2000년의 국·공·사립 초·중학교의 등교 거부 아동 수는 초등학교 2만 6,373명(전년대비 326명 증가), 중학교 10만 7,913명(전년대비 3,733명 증가)으로 총 13만 4,286. 1966년에 조사를 시작한 이후 30년간 약 8배가 늘었다.

※1966~1998년도의 수치는 연간 50일 이상의 결석자 수, 1999~2000년도는 30일 이상 결석자수

콘크리트의 역습

표 29 　목조·콘크리트 학교에 대한 학생들의 인상 비교

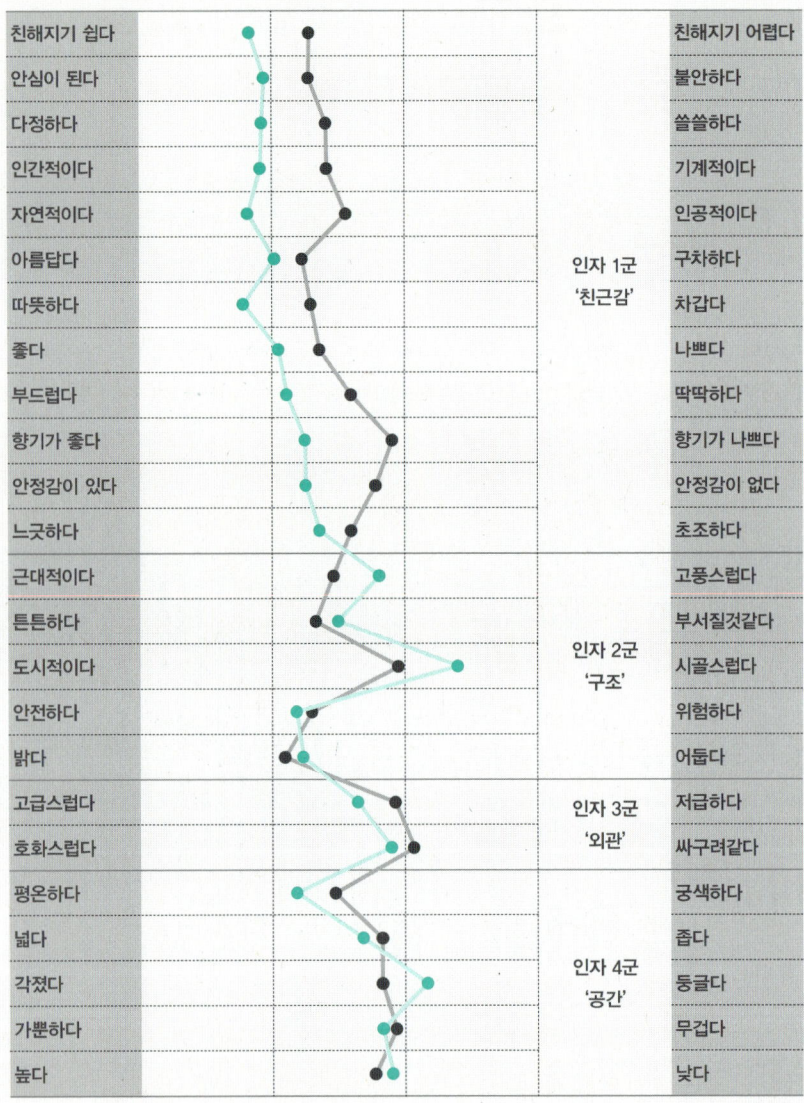

● 목조 학교　● 콘크리트 학교

비닐 장판에서 생활하는 아이들

표30은 유치원 아이들의 움직임을 관찰한 결과이다. 같은 해 여름과 겨울, 두 차례에 걸쳐 플라스틱 타일[15]과 나무 바닥재를 사용한 유치원을 관찰한 결과, 플라스틱 타일의 유치원에서 생활하는 아이들이 더 활동적인 것으로 나타났다. 그런데 아이들이 노는 패턴은 서로 조금씩 달랐다. 나무 바닥재 유치원에서는 '서서 놀 때'와 '앉거나 엎드려 놀 때'가 거의 비슷한 빈도인데 반해, 플라스틱 타일의 유치원에서는 '서서 놀 때' 쪽의 비율이 훨씬 높았다. 놀이의 지속 시간 동안 큰 차이를 보였는데, 플라스틱 타일에서 아이들의 놀이는 수시로 여러 종류로 바뀌었던 데 반해 나무 바닥재에서 뛰노는 아이들은 장시간 한 가지 놀이에 집중하는 경향을 보였다.

[15] 비닐타일을 포함한 합성 원료로 만든 타일계 바닥재.

최근 급증하는 HLD증후군(과잉행동장애)은 침착하지 못하고 학습에 집중하지 못하는 아이들에게서 주로 발견되는 증상이다. 그저 '주의가 산만하다' 정도로 인식되어왔던 아이들의 행동 패턴이 사실은 신체적, 심리적 질병의 일종이었던 것이다. 더불어 ADHD증후군(주의력결핍/과잉행동장애)으로 치료받는 아이들도 매우 빠르게 늘고 있다. 심각해지는 학교 폭력에 대한 대비와 더불어 어린이의 심리 치료를 위한 많은 방법들이 고려되고 있지만, '주거 환경'에 대한 고민까지는 아직도 요원해 보인다. 어쩌면 집과 학교, 놀이시설 등 건축물에 관한 고민만으로도 아주 많은 것을 해결할 수 있을지 모른다. 즉흥적이고 단발적인 대비책이 아닌 좀더 근본적인 원인을 찾아나서는 데 사회 전체가 너무도 소홀한 것이 아닐까.

표 30 유치원 바닥재에 따른 아이들의 놀이 모습

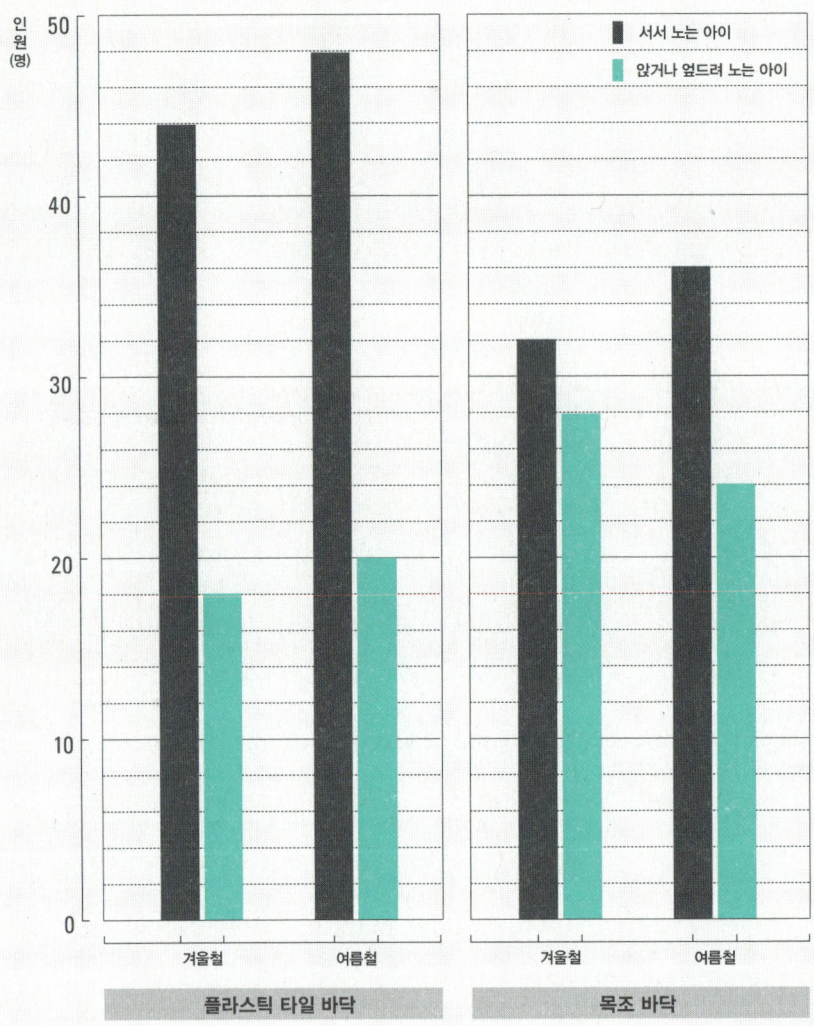

병든 학교 신드롬

2002년 3월 30일, 6,700명의 아이들을 대상으로 아동 스트레스의 원인을 추적한 후생노동성과 문부과학성의 합동조사 결과가 발표되었다. 조사를 진행한 도카이 대학 의학부는 ①화학물질로 인한 실내오염 ②콘크리트의 냉복사 ③유해 전자파, 이렇게 세 가지를 병든 학교의 3대 요인으로 꼽았다. 그리고 남자아이가 여자아이에 비해 더 쉽게 흥분한다는 사실(3배 차이)도 확인했다. 조사 결과를 받아든 문부과학성은 2002년 6월 8일 전국의 아동들을 대상으로 '화학물질 과민증' 조사를 실시한 후 전국의 초·중등학교에 '학교에 실내 공기 오염이 적은 건축 재료를 선택'하고 '화학물질 과민증 아동을 파악하여 필요하면 전학시킨다' 등의 지침을 전달했다. 하지만 애석하게도 아동, 청소년 문제에 대한 정부의 대대적인 연구는 이것으로 끝나버렸다. 공공건축물, 특히 학교 등 어린이와 청소년이 생활하는 건축물의 자재에 관한 진상조사와 규제법령까지 관심이 기울지는 않았다.

한편, 시민단체 '병든 집 연락회'는 2002년 12월 자체 조사를 벌여 병든 학교의 가장 큰 원인이 문구 교재에 있다는 사실을 확인했다. 그리고 교내에서 농약, 제초제와 살충제, 방충제 등 성장기 청소년들에게 유해한 물질을 다량으로 구입하여 사용한 학교 61개교를 고발했다. 심지어 한 학교에서는 우레탄 도료로 바닥을 도장하는 작업에 학생들을 동원했다는 충격적인 내용도 포함되어 있었다. 해당 도료는 키시렌 같은 발암물질과 환경호르몬이 다량으로 검출되어 사용이 금지된 제품이었음에도, 해당 학교는 관행에 비추어 문제가 없다며 발뺌했다.

상황이 이 지경임에도 법적 규제는 더디기만 하다. 2002년에 들어서야 국토교통성은 새집증후군의 원인인 화학물질을 포함한 건축 재료의 사용을 규제하는 건축기준법개정안을 국회에 제출했고, 2003년부터 시행되고 있다.

제5장.

노출콘크리트는
유해 건축이다

콘크리트 강박증

2002년 3월, 규슈(九州) 아마쿠사(天草)16를 여행하면서 내 눈을 의심할 수밖에 없었다. 섬이란 섬은 죄다 파헤쳐진 채 주변에 엄청난 규모의 콘크리트 블록이 쌓이고 있었다. 지역 주민들은 '내해에서 큰 파도가 올 리 없는데 정부가 무모하고 파괴적인 개발을 강행하고 있다'고 항의했지만 요구가 받아들여지지 않자 체념한 상태였다. 이런 광경은 텐쿠사 지방에만 국한된 것이 아니다.

16 구마모토현 내해의 제도로 110여 개의 크고 작은 섬이 모여 있다.

일본의 건설업체들은 눈에 띄는 모든 것을 콘크리트로 덮어씌우지 않으면 직성이 풀리지 않는 콘크리트 강박신경증을 앓는 듯하다. 산과 하천을 온통 파헤쳐 댐을 세우고 그 위로 도로를 내는 데 몰두하는 일본의 모습은 댐의 시대의 종언을 고한 서구 국가들과 극명하게 비교된다. 강산을 파헤치는 일본의 광기서린 질주는 온 국토를 댐으로 메우기 전까지는 끝나지 않을지도 모른다.

지금 일본의 강가는 하천이라기보다 콘크리트 요새처럼 보인다. 일본 최대의 호수 비와코(琵琶湖)는 죽은 것과 진배없다. 비와코 종합개발계획은 참혹한 결과를 초래했다. 계절마다 수억 마리의 철새들이 쉬어가던 갈대군락과 내호수는 철저하게 파괴되고, 태고적 모습을 간직하고 있던 신비로운 호수는 이제 콘크리트 안에 갇힌 연못이 되었다.

독일의 경우 갈대군락보호법을 지정해 호로부터 50m 이내에 인공물 설치를 금지하고 갈대를 자르는 것은 물론 군락 사이를 지나는 행위도 엄격하게 처벌한다. 갈대가 수질 정화에 큰 역할을 하기 때문이다. 그런데 일본은 레이크사이드 호텔 따위를 유치하며 냄새나는 호숫가에서 기뻐하는 수준이다.

사진 01   비와코 호수

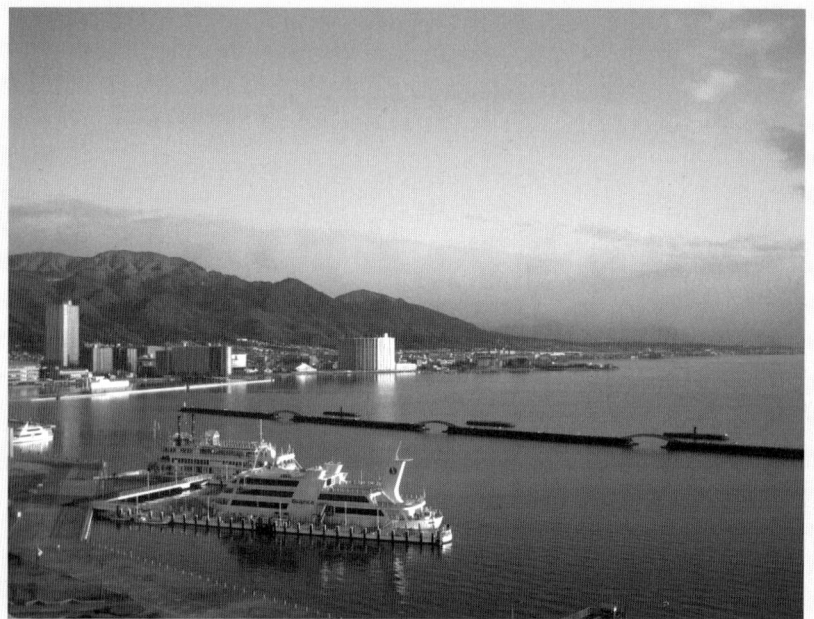

매년 수억 마리의 철새들이 쉬어가던 비와코 호수는 대규모 건설 공사가 진행된 뒤 콘크리트에 갇힌 거대한 연못으로 전락했다.

나무를 멀리하는 대형 건설사들

구마모토의 삼림조합에서 개발한 우드블록 공법은 간벌재[17]인 직경 18cm 이하의 소경목으로 만든 우드블록을 조합하여 호안, 옹벽, 사방댐 등의 토목공사에 사용한다. 이 공법은 ①가볍고 운반이 편리하며 ②현지에서 조립이 가능하고 ③하중의 분산구조로 토압에 강하다. ④뒤에 넣는 재료는 현지의 흙이나 돌을 사용하기 때문에 경제적이고 ⑤콘크리트를 사용하지 않기 때문에 동절기에도 공사가 가능하다. 마지막으로 ⑥틈새에 꽃이나 나무를 심을 수 있기 때문에 친환경적이다. 이런 장점들에도 불구하고 대형 건설업체는 "나무는 썩기 때문에 내구성이 약하다"며 우드블록 공법 도입을 꺼리고 있다. 그래서 지금 일본의 산은 간벌 되지 않은 삼나무와 편백나무가 숲을 이루고 있다.

[17] 산림에서 생장이 더디거나 병충해를 입은 나무를 다 자라기 전에 자른 목재.

'콘크리트 강박증'은 토건 업계만의 문제가 아니다. 건축계에도 콘크리트 강박증에 시달리는 사람들이 거대한 집단을 이루고 있다. 이들의 슈퍼스타라고 부를 수 있는 사람이 바로 안도 다다오이다. 그만큼 전후 일본 건축에 거대한 획을 그은 사람은 없다. 그런데 옥상녹화를 시작으로 일본 녹화건축의 선구자 역할을 한 건축가 이시이 오사무로부터 인상적인 이야기를 들었다. 하루는 선생의 댁 거실에서 차를 나누며 마당을 바라보고 있는데 불쑥 이야기를 시작하셨다.

"자네처럼 안도 다다오 군 역시 밖을 바라봤었지."

나는 놀라서 물었다.

"안도 씨도 이 집과 자연에 감동했겠죠?"

"아니, 그렇지는 않았어. 여기 앉아 이야기를 나누고 며칠 지나지 않아 편지가 왔어. '선생님, 저는 선생님을 거스르겠습니다. 노출콘크리트로 승부하겠습니다'라고 쓰여 있었지. 나는 답장을 했어. '안도 군, 노출콘크리트도 좋지만 가끔 건강식을 먹지 않으면 속을 버린다네.'"

그림 03 친환경적인 우드블록 공법

측면도(단위 m)

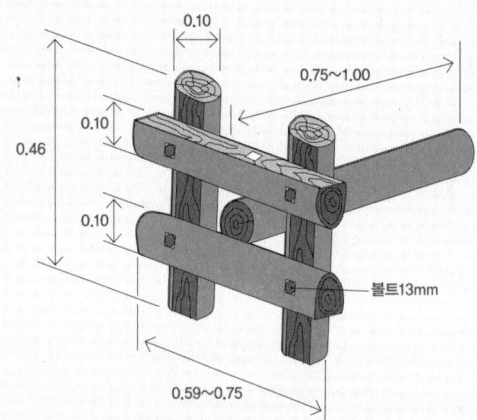

단면도(단위 m)

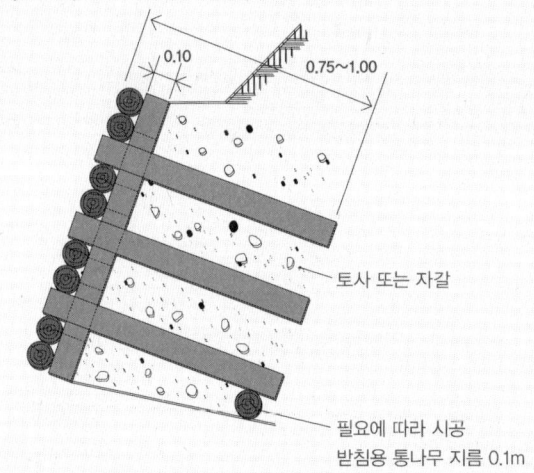

1. 가볍고 운반이 편리하다.
2. 현지에서 조립이 가능하다.
3. 하중의 분산구조로 튼튼하다.
4. 현지의 돌과 흙을 사용해서 경제적이다.
5. 겨울철에도 공사가 가능하다.
6. 틈새에 꽃이나 나무를 심을 수 있다.

불길한 존재감, '도시 게릴라 주택'

1970년대 이후 안도의 활약은 말할 것도 없다. 그는 1973년 '도시 게릴라 주택'[18]이라고 이름 붙인 노출콘크리트의 '상자'로 혜성처럼 등장했다. 기와지붕이 나란히 늘어서 있는 마을의 풍경 사이에 돌연 출현한 방형의 그것은 불길한 존재감을 내뿜었다. 이 집은 몇 차례의 증축과 개축을 거쳐 현재 안도 다다오 건축연구소 아틀리에Ⅱ로 사용되고 있다.

[18] 안도 다다오의 초기 도시형 주택. 과밀화에 허덕이는 각박한 도시환경에서도 개개인이 강인하게 뿌리내리고 산다는 의미를 담았다.

콘크리트를 선택한 이유에 대해서 그는 "내부도 외부도 마감이 필요 없기 때문에 경제적이다"라고 설명한다. 덧붙여 "노출콘크리트를 사용하면 새로운 공간을 창조할 수 있다고 생각했습니다. 콘크리트 타설 방식만으로도 외장과 내장을 구분할 필요가 없이 한번에 마칠 수 있으니까요. 제가 목표하는 '필요없는 것을 모두 배제한 나형(裸形)의 공간'에 접근하게 되는 것은 아닐까라고 생각했습니다."(『예술신조』 2001년 9월)

'나형의 공간'이란 말에서 알 수 있는 것처럼, 안도에게 콘크리트는 예술적인 공간 창조의 소재에 지나지 않는다. 그 안에서 살아가는 인간에 대한 고민은 결여되어 있다. 실제로 그는 다음과 같이 말했다.

"프랑스 사람도 영국 사람도 그리고 미국 사람도 콘크리트 안에서는 살 수 없다고 입을 모아 말합니다. (중략) 그들은 집 내부를 노출콘크리트로 마감하는 발상 자체를 받아들이지 못합니다. 그에 비하면 일본인은 콘크리트라는 소재에 대해 의외로 위화감을 느끼지 않는 것 같습니다."(같은 책)

일본인이 콘크리트에 위화감을 느끼지 않는 이유는 단 하나뿐이다. 그 해악을 모르기 때문에.

사진 02   안도 다다오-도미시마 주택(1973)

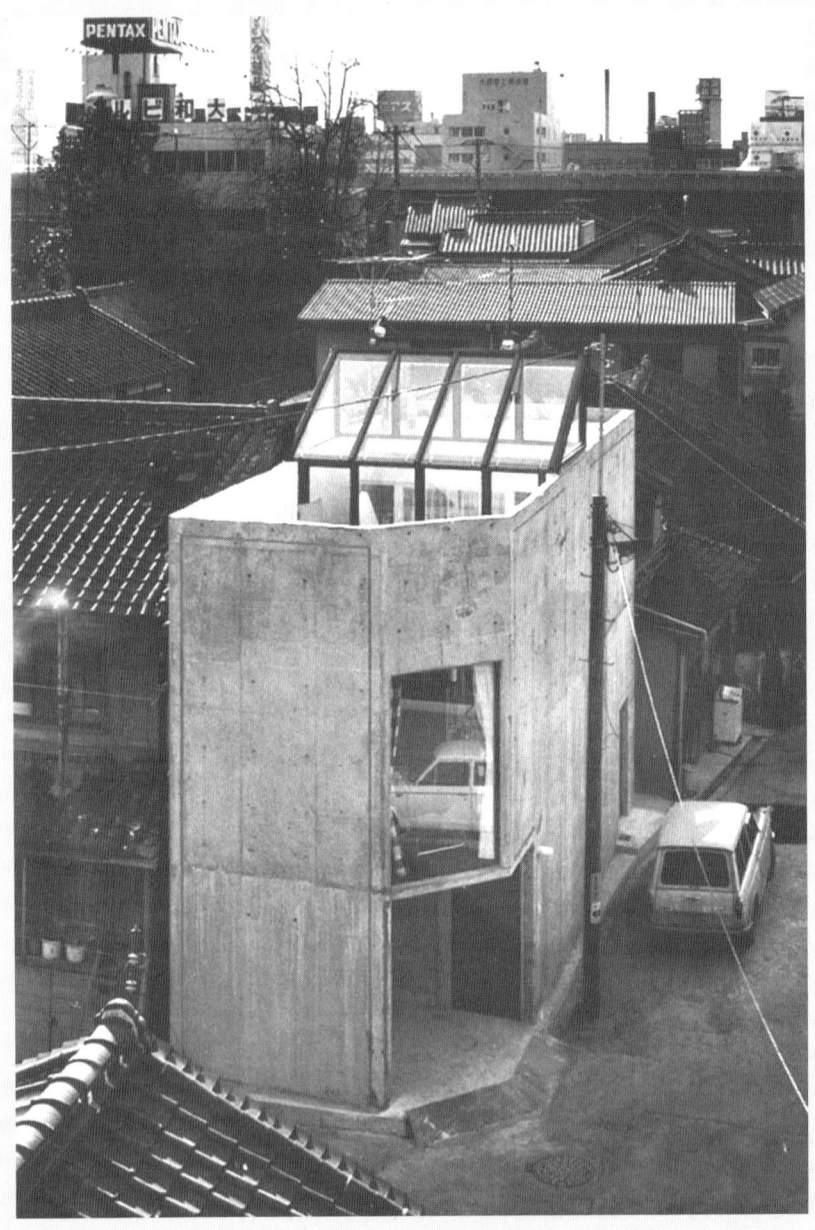

르 코르뷔지에의 계보

안도가 극찬하는 세계적인 건축가 르 코르뷔지에는 근대건축의 거장으로 '주택은 살기 위한 기계이다'라는 유명한 말을 남겼다. 실제로 그 발상의 근원인 콘크리트를 이용한 건축물을 많이 만들었는데, 한 인터뷰에서 '콘크리트라는 소재의 존재 없이 당신의 건축을 생각할 수 있습니까?'라는 질문에 이렇게 답했다고 한다.

"1920년부터 1960년에 걸쳐 40년 동안 콘크리트는 놀랄만한 속도로 연구되었다. (중략) 그 결과 콘크리트를 이용하여 여러 가지 조형이 가능하게 되었다. 때문에 나는 이 소재를 이용하는 것이다. 이것이 안 될 일인가?"

17세에 건축가가 된 코르뷔지에는 독학으로 자유분방하고 독자적인 자신만의 건축세계를 만들었다. 안도는 자신과 닮은 코르뷔지에의 삶에서 동질감을 느꼈다. 이 두 근대건축의 거장들의 말 속에는 콘크리트 소재의 생리적인 단점에 대한 고민은 담겨 있지 않다. 물론 건축가만을 탓할 일은 아니다. 그 바탕에는 콘크리트를 만드는 회사들이 있기 때문이다. 그들은 콘크리트의 심각한 위해성을 지금껏 감춰왔다.

세계적으로 고명을 떨친 노 건축가는 지중해가 보이는 카프마르탱 언덕에 한 평 남짓한 작은 목조 오두막을 지어 그곳으로 이사했다. 가모노 초메이의 '방장기'[19]를 떠오르게 한다. 거기에는 속박되지 않은 건축가의 자유로운 정신이 있었다. 만년에 사랑하는 아내와 어머니를 연달아 잃은 그는 1965년 오두막 앞의 바다에서 사체로 발견된다.

[19] 헤이안 말기에 활동한 초메이는 당시의 사회 분위기에 회의를 느끼고, 속세를 떠나 암자에서 『방장기』를 집필했다. 방장(方丈)은 암자의 이름이다.

사진 03 **르 코르뷔지에–롱샹 성당**(1954), **카프마르탱 오두막**(1952)

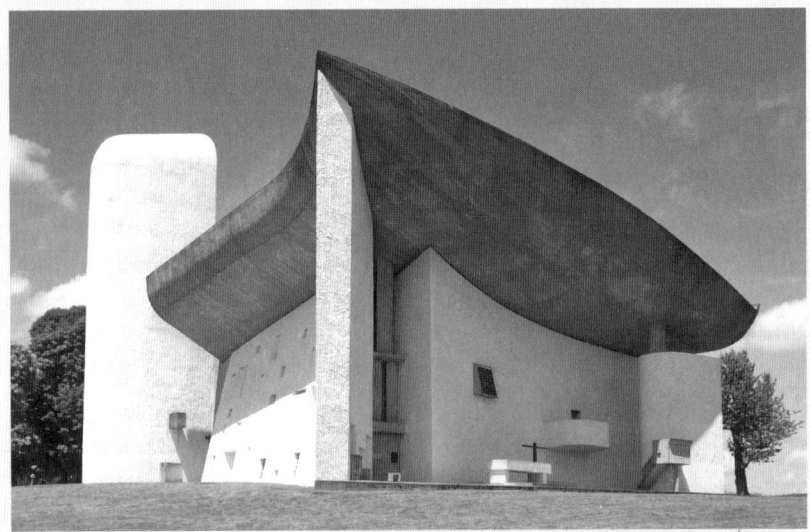

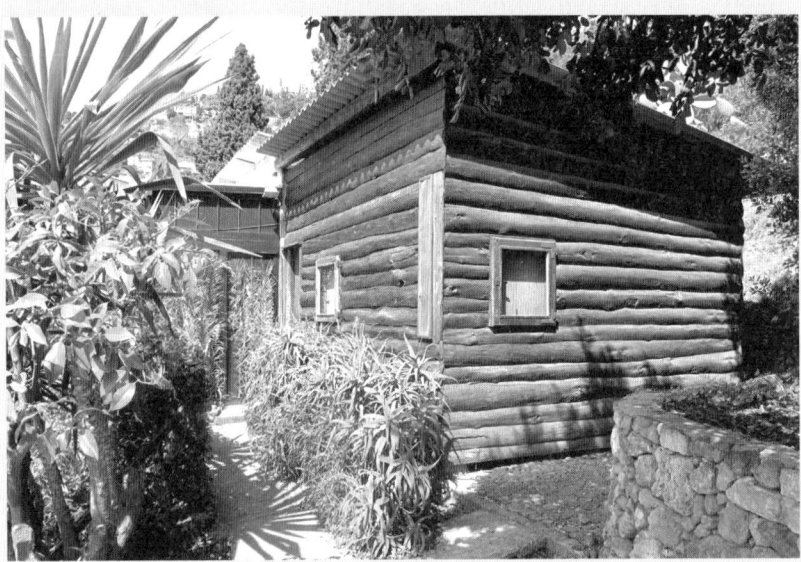

직감·몽상·광기의 건축

"나는 '개'個로부터의 발상을 소중히 하고 싶다. 풍부한 개인이 풍부한 가족, 국가, 세계를 만들어 간다는 생각을 나는 믿는다. 그리고 근대성으로 틀지어지지 않은 개인이 가진 직감과 몽상, 광기야 말로 건축에 생명을 불어넣고 거기에 사는 인간에게 활력을 준다고 생각한다."

안도 건축의 기본 개념은 직감, 몽상, 광기이다. 환경, 건강, 생명이 아니다. 이것이 건축가 안도 다다오의 불행이자 비극이다. 처음으로 그의 몽상이 구체화된 집은 '스미요시 나가야 주택'이다. 좁은 대지를 삼등분 하여 노출콘크리트의 '상자'를 만들었다. 화장실을 가기 위해서 우산을 펴고 문 밖으로 나가야만 한다. 이 '집'은 여름에는 덥고 겨울에는 춥다. 단열을 위한 장치가 전무하기 때문이다. 결로, 방음에 대한 배려도 없다. 안도는, 이 집이 "도시에 있는 아지트"이고 "투쟁의 자세는 변하지 않는다"고 이야기한다. 말 그대로 광기의 집이다. 이 집을 만든 이유 또한 "인간이 강하다고 믿어 의심치 않았기 때문"이라고 한다.

그는 '삶은 격투'라고 말하며, '가장 불편한 것은 쾌적한 집'이라고 했다. 그리고 추상적인 공간과 구상적인 인간생활을 자극적으로 충돌시키는 것이 늘 과제였다고 이야기한다. "안이한 편리함을 피해 혹독해도 인간의 정신과 육체를 각성시킬 가능성을 가진 건축공간을 만드는 것이 나의 목표였다." 하지만 그의 이런 열정은 현실과 너무나 동떨어진 관념론이다.

일본 속담에 '남자는 밖에 나가면 7명의 적과 싸워야 한다'라는 말이 있다. 가장에게 출근은 7인의 적과 싸우러 나가는 출정식과 마찬가지다. 싸움에 지쳐 기진맥진한 상태로 스미요시 주택으로 돌아오면 기다리는 것은 제8라운드, 이번에는 집과 싸워야만 한다. 몸도 마음도 어디 하나 기댈 곳이 없다. 안도 건축론의 한계는 그 무지와 신봉이 낳은 비극이다.

사진 04 안도 다다오-스미요시 나가야 주택(1979)

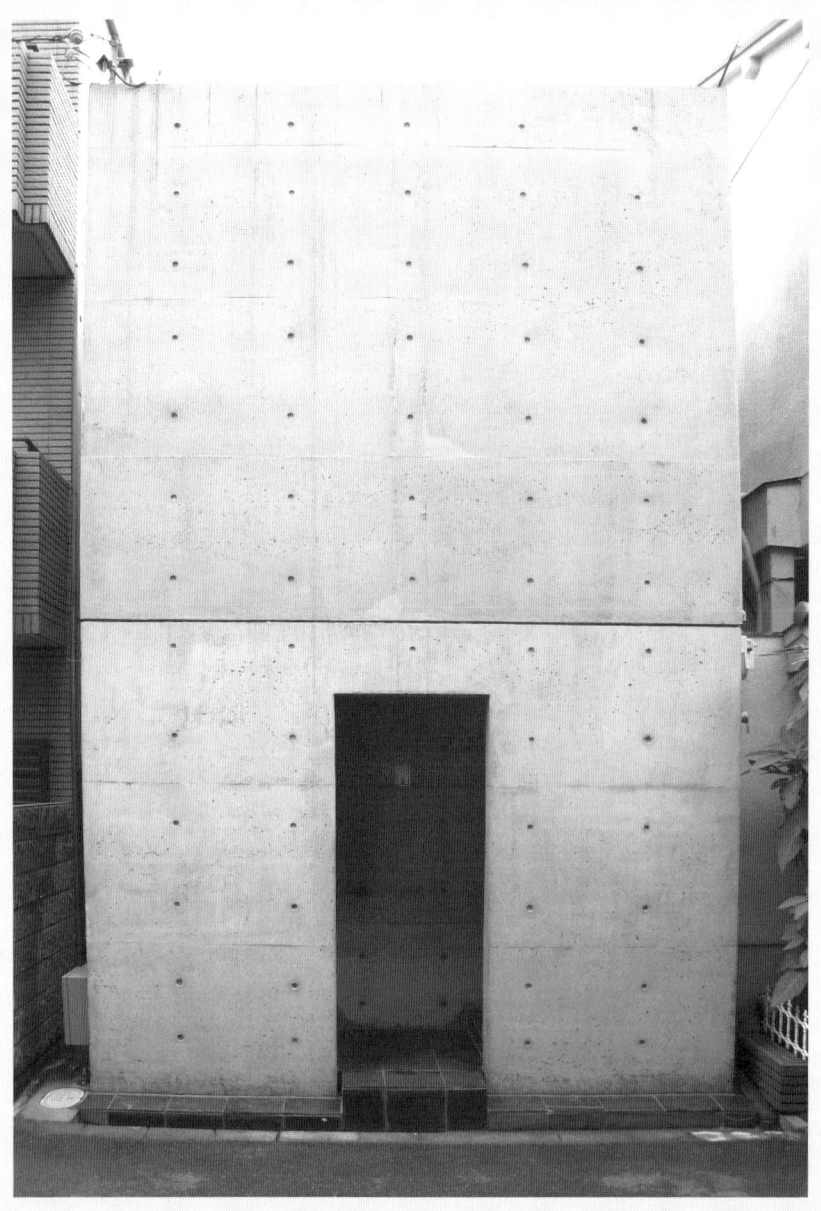

비극의 시작

안도, 아니 일본 건축계의 비극은 '스미요시 나가야' 주택이 일본건축학회상을 수상한 날 시작되었다. 안도는 시대의 총아로 떠올랐고 젊은 건축가들은 앞다투어 노출콘크리트 건축을 모방했다. 이제는 전국 어디를 가든 흔히 노출콘크리트 건물을 볼 수 있는데, 이런 현상에 대해 안도는 다음과 같이 역설한다. "보편화, 균질화는 인간을 침식해간다. 하나하나가 다른 개성을 가져야 하는 인간마저도 계량 가능한 단위로 취급받고 추상화되어 개인으로서의 주체성을 포기할 것을 강요받고 있다." 아이러니하게도 지금의 현실에서는 노출콘크리트의 보편화·균질화가 인간성을 침식하고 있다.

안도는 '정념의 공간'과 '공간의 물질성'에 이상할 정도로 집착하는 모습을 보인다. 그러나 그 안에 사는 사람에게 가장 중요한 것은 '공간'이 아니라 '공간의 질'이다. '살다'라는 한자를 잘 보면 '사람(人)이 주인(主)'이라는 뜻이 아닌가. 강조하고 싶은 것은 목조 주택은 지구온난화 방지에도 매우 뛰어나다는 점이다. 표31처럼 목조 주택을 건설할 때의 탄소배출량을 1로 했을 때 철골 조립식 주택은 3배에 가깝고, 철근콘크리트 주택에서는 목조의 4배가 넘는 이산화탄소가 방출된다. 온난화로 전 지구 생명체의 생존이 위협받고 있는 오늘날, 지속가능한 발전과 공존을 위해 우리가 나아가야 할 길은 역시 목조 주택이 아닐까.

표 31 연면적 136㎡ 주택을 구성하는 주요 재료의 탄소배출량

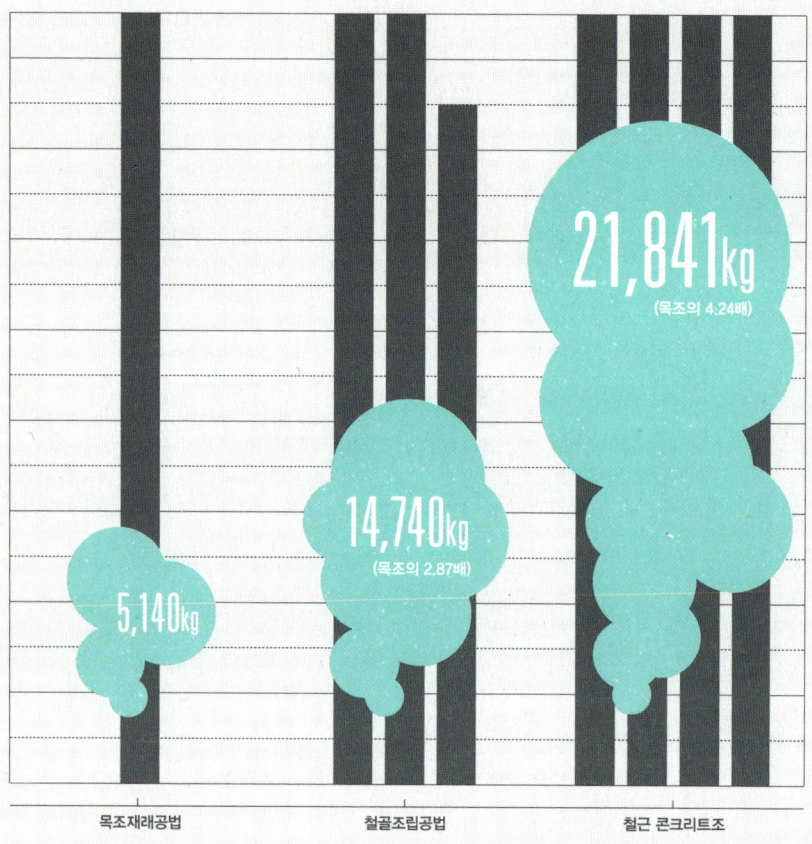

안도가 지은 노출콘크리트의 주택의 가장 무서운 점은 남쪽으로 난 창이 없다는 것이다. 안도는 자신이 설계한 집은 그 안에서 영위되는 생활을 무시한 것이 아니라 오히려 일상생활이란 무엇인지, 가정집이란 무엇인지를 철저하게 생각하고 계산해낸 결과라고 설명하지만, 정작 해가 들지 않는 집에 살게 된 집주인은 '구루병'을 앓기에 이르렀다. "집을 짓고 산다는 것은 때로는 힘든 일일 수 있다. 나에게 설계를 맡긴 이상 당신도 완강하게 살아내겠다는 각오를 해주기 바란다"는 그의 말에서 느껴지는 철학은 그저 어렵고 관념적일 따름이다.

그런 안도에게도 커다란 변화가 찾아왔다. "일본의 도시는 심신의 건강을 보호하고 안심하고 살 수 있는 환경으로는 불충분하다." 2002년 7월 7일 『일본경제신문』과의 인터뷰에서 한 말이다. 그렇지만 이번에도 본인이 발단이 된 노출콘크리트 붐이 '심신의 건강'에 미친 폐해에 대한 사과는 없었다. 또 "일본인은 자연과 적대적이 아니라 자연과 함께 살아온 민족이다. 자연을 존중하고 만물을 소중히 하는 삶이어야 한다"고도 이야기하는데, 그것 또한 노출콘크리트 건축물과는 정면으로 위배되는 내용이 아닌가 말이다.

대학의 건축교육 실태

오늘날 일본의 모든 건축물은 문제투성이다. 그럼에도 대학의 건축학과는 제대로 된 교육을 제공하지 않는다. 건축학과의 교과과정에는 '화학물질의 독성'에 대한 내용이 포함되지 않는다. 그러니 정규 교육을 받은 건축가들이 수십, 수백 가지나 되는 휘발성유기화합물(VOC)로 가득찬 주택을 거리낌 없이 쏟아내는 것은 어쩌면 당연한 일이다.

건축가가 목조 주택을 짓지 않는 이유도 대학의 건축학과 교육과정에서 목조 주택에 대해 배운 적이 없기 때문이다. 국토의 70%가 삼림인 나라에서 가장 기본적인 재료도 사용하지 못하는 건축가들만 양성되고 있는 상황이다. 그들의 특기는 노출콘크리트 공법을 바탕으로 그 위에 철, 알루미늄, 플라스틱, 유리 등의 무기질 소재를 덧붙이는 것이다. 또한 그 배경에 콘크리트와 철근까지 제조하는 대형 건설사의 이권과 그들의 후원을 받는 정치가들이 존재한다.

한 건축가는 대학에서 '단열', '결로', '방음'에 대한 내용은 한 번도 배운 적이 없다고 고백했다. 화학(새집증후군), 콘크리트 스트레스, 단열, 결로, 방음. 이렇게 다섯 가지가 현대 주택의 가장 큰 문제점인데, 그 가운데 어떤 것도 대책은커녕 존재조차 모르고 있다.

탁상 행정

2002년 3월 오이타(大分)에서 '벽면녹화 효과'에 관해 강연한 일이 있다. 주최자 가운데 한 명이 『히라마츠 오이타현 지방정부의 검증』이라는 책을 건넸다. 그 책은 탁상행정으로 파산한 히라마츠 모리히코(平松 守彦) 지사의 실정을 낱낱이 드러낸다. 일촌일품 운동[20]으로 이름을 날렸던 히라마츠 지사의 집권이 20년째 계속되면서, '가장 지역적인 것이 가장 세계적이다'라는 슬로건이 아무런 결과물도 만들지 못했다는 사실이 증명되었다. 특히나 재정이 바닥난 상황에서도 치적을 위해 월드컵경기장 건설을 강행하자 지역 주민들은 지사의 퇴진을 강력하게 요구하기 시작했다. 그는 아이들에게 꿈과 희망을 주기 위해서 반드시 경기장을 지어야 한다고 호소했지만 그것은 일부 토건업자, 해당 공무원, 그리고 히라마츠 지사 자신의 꿈에 불과했다.

[20] 한 마을에 한 가지 특산물을 상품화 혹은 개발하자는 오이타현의 대표적인 관광 상품.

　　　　콘크리트로 바다를 메운 거대한 벳부만 건설 공사도 반드시 책임을 물어야 할 사업이다. 푸른 소나무와 투구게로 유명했던 벳부만의 해안선은 지금은 거의 전부 콘크리트로 메워진 채 방치되고 있다. 인근 주민들은 지사를 '히라마츠 천황', '벌거숭이 임금님'이라고 야유하면서 "유명한 지사보다 훌륭한 지사를 바란다"고 한탄한다.

　　　　지금 전 세계의 도시는 비인간적인 회색 빌딩숲으로 뒤덮였다. 일본에서도 이름 있는 건축가들은 너나할 것 없이 노출콘크리트 건축 설계에 뛰어들고 있다. 구로카와 기쇼의 구마모토현 시민홀, 단케 겐죠의 도쿄도청사 등이 대표적이다. 그들의 작품 어디에도 자연과 사람은 보이지 않는다.

사진 05   단케 겐조─도쿄도청사(1991)

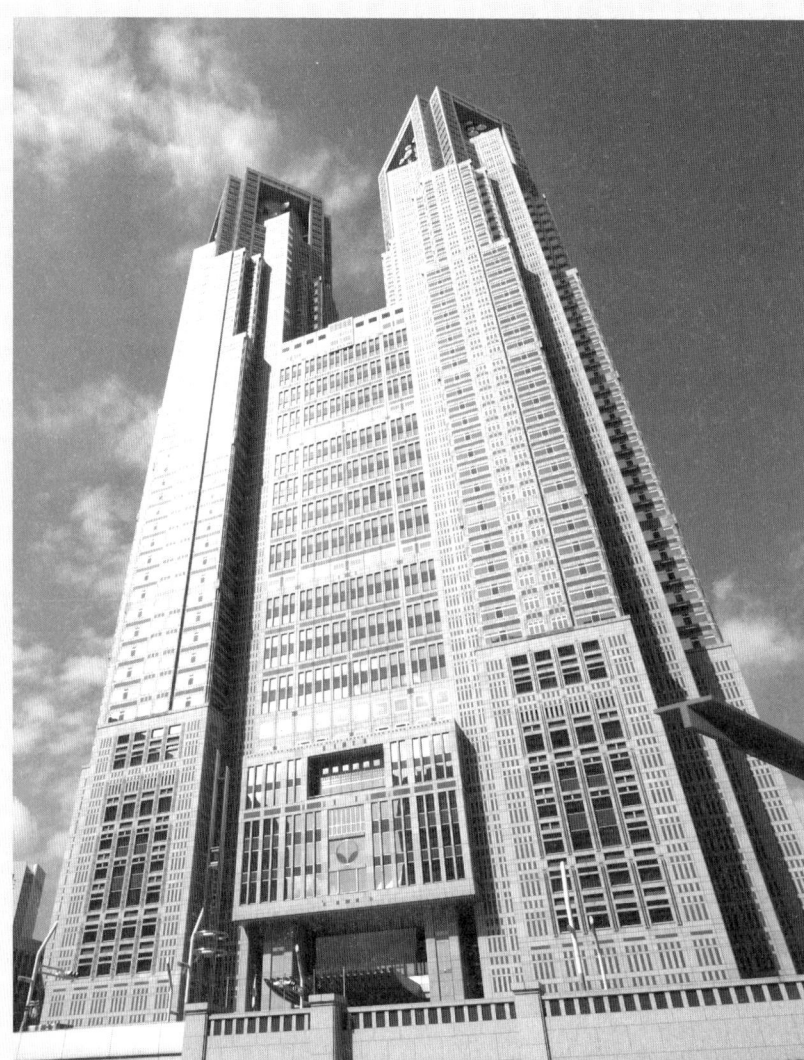

제6장.

위험한 콘크리트 문명

천 년의 건축물

'최후의 대목장'으로 불렸던 고 니시오카 츠네이치 선생은 입버릇처럼 "콘크리트 건물은 기껏해야 50년 사용하지만, 목조 건물은 1000년이 지나도 그대로이다"라고 역설하며, "나무는 베고 나서 300년 후에 최고 강도에 달한다"는 사실도 강조했다. 300년이 넘은 오래된 목재는 돌처럼 견고해서 톱도 들지 않을 정도라고 한다. 콘크리트 주택의 경우 20년만 지나도 재건축을 추진하는 작금의 현실이 얼마나 허무한지 깨달아야 한다. 그 결과 오늘날 일본 주택의 평균수명은 26년에 불과한 지경에 이르렀다.

최근에 와서야 전통주택이 재조명되고 있다. 전통주택의 해체 현장을 가보면 기둥과 보의 결합부에 못이 일절 사용되지 않았다는 것을 알 수 있다. 망치로 결합 부분을 부드럽게 두드리면 기둥과 보가 분리된다. 어째서 못을 사용하지 않은 걸까? 한 가지 이유는 못이 귀중품이었기 때문이며, 또 다른 이유는 못(철)으로는 100년을 버티기 힘들기 때문이다. 철은 시간이 지나면서 산화되어 녹이 슬고 변색되고 바스라진다. "나무와 철 가운데 어떤 것이 강할까?" 대부분은 철이라고 답할 것이다. 그러나 철근콘크리트 도시는 50년만 지나도 흉물스럽게 변한다. 반면 목조 도시는 1000년의 세월을 흘러도 고색창연한 아름다움을 간직할 수 있다.

날림공사, 콘크리트 열화의 주범

콘크리트는 그 사용기한이 50년에 불과하다. 최근에 들어서는 그 기간조차 의심이 든다. 정말 콘크리트가 50년을 버틸 수 있을까? 전례 없이 빠른 속도로 열화되는 콘크리트 건축물들이 늘고 있다. 이유는 단 하나, 날림공사이다. 2차 세계대전이 끝나고 경제대국이란 봉우리를 향해 달려 올라간 일본의 경제는 거품 붕괴와 함께 나락으로 굴러 떨어지고 있다. 상승이 매우 가팔랐던 만큼 하강 속도 역시 유례를 찾기 어려울 정도다.

콘크리트 열화를 초래한 날림공사. 그것은 비단 건축만의 문제가 아니다. 금융, 의료, 농업, 유통 등 사회 전 영역에서 엄청난 부패가 벌어졌다. 하나를 보면 열을 알 수 있듯이, 지금 일본에서는 잘 얼버무리면 승자가 될 수 있다. 지식인들은 이런 현상의 원인이 해이해진 도덕성에 있다고 말하지만 그 걸로 해결될 수준의 문제가 아니다.

지금 일본이 마주한 문제의 총체적인 단면을 도카이도(東海道) 신칸센과 산요(山陽) 신칸센에서 확인할 수 있다. 1964년 10월, 도쿄올림픽의 개최에 맞춰 개통한 도카이도 신칸센은 화려한 경제성장의 상징이었다. 어느덧 수명 50년을 바라보고 있지만 여전히 시속 200km가 넘는 고속을 견디며 문제없이 운행된다. 반면에 그로부터 10년 후인 1975년 3월에 완성된 산요 신칸센에 무시무시한 속도로 열화가 진행되고 있다. 어떻게 된 일일까? 간단하게 설명하면 도카이도선(線)은 원칙과 법적 근거에 맞춰서 지어졌고, 산요선 건설에는 부패가 깊게 개입되었기 때문이다. '원칙'에서 '부패'로 이동한 일본인의 근성이 양쪽의 콘크리트 다리와 보, 터널 등에 직접적으로 드러나 있다. 그러나 산요선의 심각한 문제는 수명이 아니다.

1999년 6월 27일, 산요 신칸센 열차가 터널을 통과하던 중 터널 천장이 무너지면서 열차를 덮치는 사고가 발생했다. 무게가 1톤이 넘는 콘크리트가 시속 200km 이상으로 달리던 열차를 직격한 것이다. 당시 주행 중이었던 열차는 지붕이 두 겹으로 제작된 구형 열차였다. 그래서 다행히도 인명피해 없이 열차 지붕이 크게 찌그러지고 근처의 집전기가 부서지는 것으로 사태는 마무리되었다. 만약 천장이 한 겹인 신형 열차였다면 거대한 콘크리트는 지붕을 뚫고 승객들 머리 위로 쏟아졌을 것이다. 만약 낙하가 1초만 빨랐더라면 운전석이 완파되었을 것이고, 거기에 1초만 더 빨랐더라면 열차와 정면으로 충돌해 엄청난 사상자를 냈을 것이다.

철도 관계자와 정부는 당황했다. 즉시 전 구간에 걸친 긴급점검을 실시했고 이상이 발견된 터널에 대해 보강을 실시하겠다고 발표했다. 긴급점검 결과 산요 신칸센의 터널 내부에 셀 수 없을 정도의 부식이 발견되었다. 터널 붕괴 사고의 원인은 '콜드조인트[21]'라고 불리는 현상이었다. 콘크리트 타설은 콘크리트 반죽을 목재 거푸집에 부어넣는 작업을 말한다. 거푸집 구석구석까지 촘촘하게 붓지 않으면 틈새가 생기거나 공기가 들어갈 위험해진다. 두 말할 것도 없이 매우 세심한 주의가 요구되는 작업이다. 그렇다면 콘크리트가 떨어져 나가는 콜드조인트는 왜 생기는 것일까? 거푸집 속의 콘크리트는 시간이 흐르면 표면이 서서히 굳는다. 요리로 말하면 콩을 삶은 물의 표면이 식어 굳어져 유바[22]가 형성된 상태라고 할 수 있다. 굳은 표면 위로 콘크리트 반죽을 한 번 더 붓는다. 그러면 표면을 경계로 양쪽이 섞이지 않은 채로 굳어진다. 이 경계면이 콜드조인트이다. 이때 두 층은 접착이 약한 상태이다. 그래서 콘크리트 열화가 진행되면 이 콜드조인트 면이 가장 먼저 허물어진다. 때문에 콘크리트 반죽을 주입하고 섞는 사이에 시간을 두지 않는 것이 건설공사의 철칙이다. 그런데 산요 신칸센 공사에서는 이 기본적인 원칙조차 지켜지지 않았다. 고도성장기 당시 일본 건축계에 얼마나 날림공사가 만연했는지 보여주는 결정

[21] cold joint: 먼저 타설한 층의 콘크리트가 경화하기 시작한 후 다음 층이 계속 타설됨으로써 생기는 불연속적인 접합면.

[22] 湯葉: 두유를 끓였을 때 그 표면에 생긴 엷은 막을 걷어서 말린 식품.

적 증거다. 반면 도카이도 신칸센에서는 콜드조인트가 거의 발견되지 않았다.

이 충격적인 콘크리트 덩어리 추락 사고를 NHK방송 「클로즈업 현대」가 추적했다. 그 결과 시공 책임자의 입에서 놀랄만한 증언이 튀어나왔다. "콜드조인트? 그런 말은 들어본 적 없는데요." 콜드조인트 현상 자체를 모르는 이들에게 어떻게 공사의 원칙을 기대할 수 있을까.

지난 1987년 일본 국철은 민영화되었다. 간혹 '국철 시대'에는 그렇지 않았다고 말하는 이들을 만날 수 있다. 실제로 2차 세계대전 종전 후 아무것도 남아 있지 않았던 일본 경제의 견인차 역할을 담당한 것이 국철이다. 아직까지도 '철도원'이라는 말에 동경과 감사를 표현할 정도로 당시 국철은 위세를 떨쳤다.

세계 최초의 고속철도 구간 도카이도 신칸센 건설에 매달린 기술자들의 마음도 같았다. 당연히 공사는 정성을 기울여 진행됐다. 그래서 도카이도 신칸센의 콘크리트 교각과 들보는 50년이 지난 지금까지도 건재하다.

『콘크리트 신화의 붕괴』가 던진 돌

이후 한 권의 책이 출간되면서 콘크리트 문제에 관해 대중의 이목을 집중시켰다. 저널리스트 우에키 신지의 『콘크리트 신화의 붕괴』가 바로 그것이다. 이 책은 병든 콘크리트를 낳은 건축업계의 어두운 면을 고발했다. 책에 따르면 콘크리트 부식은 이미 1980년대부터 심각한 상황에 직면해 있었다. 산요 신칸센의 교각에는 보수의 흔적이 역력하다. 무수한 균열을 가리기 위해 합성수지를 주입하고 도료로 가렸지만 그 위로 다시 금이 가는 지경이다. 지은 지 고작 10년 만에 벌어진 일이었다.

"과거에 철근콘크리트가 반영구적인 건설 공법으로 인식되었다. 하지만 불과 십여 년 만에 열화현상이 심각한 수준에 이르면서 콘크리트 내구성 신화도 붕괴되었다."(우에키) 이는 '일본인은 근면하다'는 신화의 붕괴를 의미하기도 한다. 붕괴는 터널과 교각에서 멈추지 않았다. "콘크리트 내구성 신화의 붕괴는, 당연한 일이지만 빌딩과 아파트에서도 발견할 수 있다. 지은 지 70년이 지났음에도 타일이 조금 벗겨지고 줄눈이 떨어지는 것 외에는 특별한 이상이 없는 건물이 존재하는 한편, 지은 지 11년 만에 철근골조가 드러나고 벽에 균열이 생긴 아파트가 있다."(우에키)

상황이 이 지경까지 이르렀음에도 건축계에서는 변화의 조짐이 보이지 않는다. 개선은커녕 부실을 감추는 데만 급급하다. 그 과정에서 성실하고 튼튼하게 공사를 진행하는 회사는 업계에서 배제되고 도산할 수밖에 없었다.

콘크리트 열화의 또 다른 원인 '바다모래'이다. 고도성장기에 일본 전역은 건설붐으로 들끓었다. 그 결과 콘크리트에 섞여 들어가는 골재 원료인 '강모래'가 바닥났다. 그러자 건설업자들은 바다모래로 눈을 돌렸다. 염분이 철근 부식의 주범임에도 불구하고 건설사들은 해변의 모래를 공사장으로 나르는 데 여념이 없었다.

산요 신칸센 구간 가운데 신오사카-오카야마 구간에서는 1972년 개통 당시에도 이미 교각에서 콘크리트 파편이 떨어졌다는 정황이 확인되었다. 원인은 바다모래 사용이었다. 염분이 침투하면 철근은 빨갛게 녹슬면서 철근의 체적이 2.5배까지 부푼다. 체적이 느는 만큼 내부에서는 콘크리트 구조를 압박한다. 그 압력으로 인해 콘크리트 교각과 들보의 표면에 균열이 생기는 것이다. 일단 균열이 시작되면 비가 올 때마다 틈새로 빗물이 스며들면서 부식이 점점 빨라진다. 이런 현상이 심해지면 건물이 무너질 수도 있다.

콘크리트 겉면에서 내부의 철근까지 거리를 '철근피복' 두께라고 한다. 콘크리트 자체는 본래 알칼리성인데, 그것이 공기에 닿으면 대기 중의 이산화탄소와 반응하여 산화된다. 표면에서 시작된 산화는 서서히 내부로 퍼져 들어가고 종국에는 철근에 도달한다. 이때부터는 철근의 산화도 시작된다. 그렇기 때문에 철근피복 두께는 콘크리트 건조물의 수명을 정하는 기준이 된다. 예를 들어 철근피복 두께가 10cm이고 산화가 해마다 2mm씩 진행된다고 가정한다면 이 건물의 수명은 약 50년이 된다.

하지만 이것은 강모래를 사용한 경우의 시나리오다. 염분이 섞인 바다모래를 사용한 건물은 산화 속도가 훨씬 빠르다. 산요 신칸센의 건축주인 국철은 강모래를 사용할 것을 요구했다. 하지만 업자는 바다모래를 사용할 수 없다면 공사를 맡지 않겠다고 정색하고 나섰다. 공사 기간도 무리하게 책정되었다. 결국 국철은 무리한 조건을 받아들일 수밖에 없었다. 덕분에 공사는 날림으로 진행되었다. 교각의 철근피복 두께가 채 1cm도 안 되는 부분이 있을 정도였다. 현장감독은 시공 감리는 하나마나였다고 고백했다. 게다가 공사가 막 끝난 직후부터 붉게 녹슨 철근이 드러난 부분도 확인되었다. 공용 주차장과 아이들의 놀이터 위를 지나는 고가에서 콘크리트 파편이 떨어지기도 했다.

그림 04   철근콘크리트의 부식·박리 현상

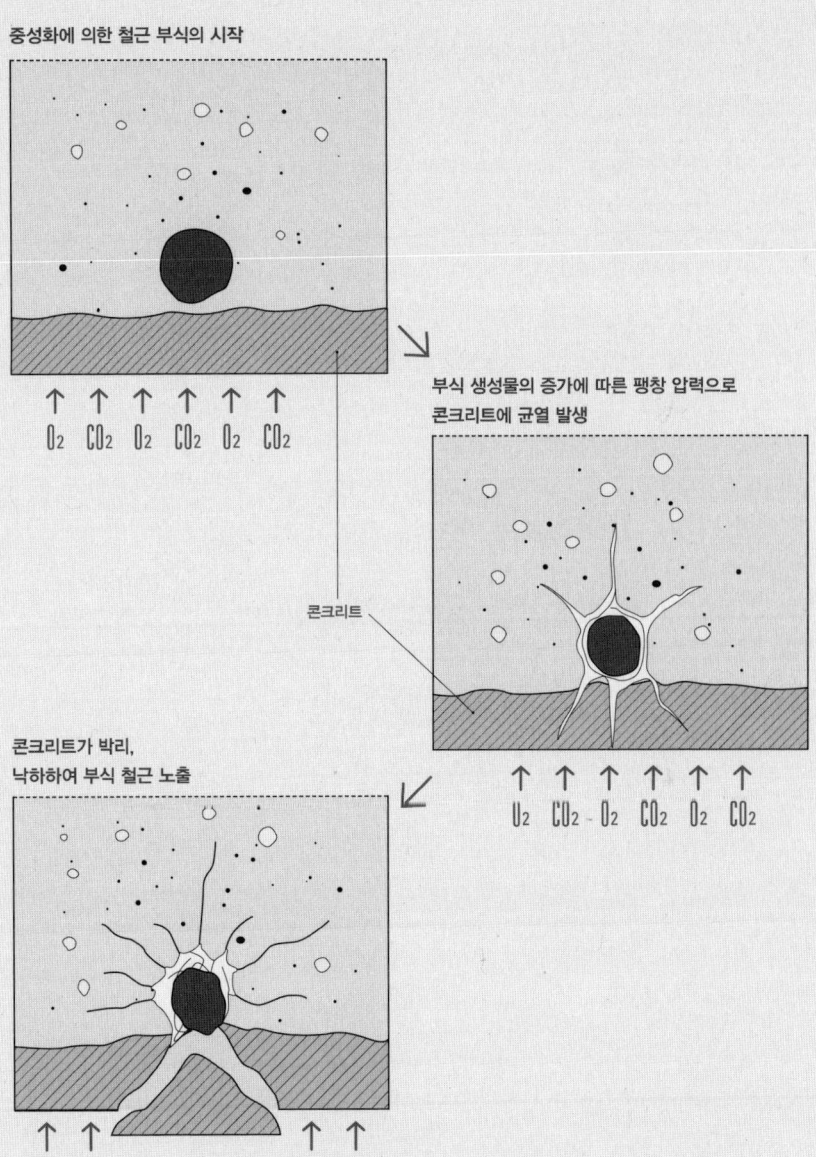

콘크리트의 역습   137

표 32 신칸센 각 구간별 구조물의 염분 함유량

조사지역	표면부터 깊이 10cm 위치의 평균 염분 함유량(kg/㎡)	시료 채취 위치
도쿄	▇ (≈0.15)	고가다리(6개)
시즈오카	▇ (≈0.1)	다리 받침부(5개)
나고야	▇ (≈0.1)	고가다리(4개)
오사카	▇▇ (≈0.25)	고가다리(6개)
오카야마	▇▇▇ (≈0.4)	고가다리(5개)
히로시마	▇▇▇▇▇▇▇ (≈1.0)	고가다리(6개)
규슈	▇▇▇▇▇ (≈0.7)	고가다리(12개)

염해로 붕괴한 오키나와의 콘크리트 주택

바다모래에 의한 염해는 연구자들의 예상을 넘어 급속도로 진행되고 있다. 『콘크리트 신화의 붕괴』에 따르면 최초로 염해 문제가 드러난 곳은 오키나와현이다. 오키나와는 2차 세계대전이 끝난 뒤 곧바로 미군 통치를 받으면서 주택과 학교, 병원, 관공서 등의 콘크리트화가 급속도로 진행되었다. 이미 50년대 후반에 학교 건물의 90%가 철근콘크리트로 바뀌었다고 한다. 오키나와에서는 강모래 채취가 어려웠던 탓에 콘크리트를 배합하는 데 바다모래를 사용했다. 거기에 더해 당시 오키나와 항만 건설공사도 끝나지 않았던 터라 건물 골조로 사용할 철근을 배로 싣고 와 먼 바다에 내린 뒤 육지로 끌어 올려야 했다. 바다에 담가졌던 철근이 바다모래가 섞여 들어간 콘크리트와 함께 사용된 것이다. 이렇게 건축재들이 이중으로 염해에 노출된 상태로 오키나와 재건이 진행된 결과, 지은 지 2년 만에 벽면에 금이 가고 10년 만에 건물을 철거해야 하는 경우가 빈번해졌다.

강알칼리가 탄산가스로 중성화

이산화탄소, 즉 탄산가스는 지구온난화의 주역이다. 하지만 이산화탄소가 콘크리트 열화의 원인이라는 것은 잘 알려져 있지 않다. 콘크리트 자체는 본래 강알칼리성이다. 강알칼리성은 철근과 궁합이 잘 맞는다. 이 강알칼리 성분이 보호막이 되어 녹(산화)으로부터 철근을 지켜주기 때문이다.

하지만 콘크리트 표면은 항상 대기와 접촉하고 있다. 콘크리트 성분 가운데 수산화칼슘이 공기 중의 이산화탄소와 반응하여 탄산칼슘으로 변하면 콘크리트는 중성화된다. 이 현상을 '알칼리 골재 반응'이라고 부른다. 중성화가 내부까지 진행되어 철근에 도달하면 '보호막'이 파괴되고 철근의 부식이 시작된다. 여기까지가 앞서 설명한 콘크리트 건축물의 수명이다.

콘크리트의 주성분인 규산칼슘도 이산화탄소와 실리카(산화규소)로 분해된다. 규산칼슘은 콘크리트의 강도를 유지하는 가장 중요한 요소인데, 이것이 분해된다는 것은 콘크리트의 강도가 약해짐을 의미한다.

이와 같은 콘크리트 변질 현상이 발견된 것은 1975년의 일이다. 콘크리트의 원료인 포틀랜드 시멘트(Portland Cement)[23]가 발명된 것은 무려 180년 전 영국 산업혁명시대까지 거슬러 올라간다고 하니, 그 기간 동안 변질 현상조차 모르고 사용해왔다는 사실에 기가 막힐 노릇이다.

[23] 1824년 영국의 J.애스프딘이 제조법을 발명한 시멘트. 포틀랜드섬에서 생산되는 돌과 비슷하기 때문에 이 같은 이름을 붙였다.

내부로 스며든 염분이 부식을 가속시킨다

고바야시 교수는 전자분석기(Micro Analyzer)를 이용해 콘크리트 건축물을 관찰했다. 그 결과 공기 중의 이산화탄소에 의해 탄산화가 진행되면 콘크리트 내부에서 복잡한 화학반응이 일어나 염소 등의 음이온이 내부로 이동하여 농축된다는 사실을 밝혀냈다.

고도성장기에 염분을 다량으로 함유한 철근콘크리트 건축물이 지어졌고, 이 건축물 표면이 대기 중 이산화탄소와 반응하여 탄산화(①중성화, ②분자 분해)가 진행된다. 여기서 기묘한 현상이 일어난다. 콘크리트 전체에 균일하게 분포되어 있던 염소가 점차 내부로 이동하여 농축되는 것이다. 이 과정에서 탄산화된 표면의 염도는 제로이지만 내부의 염도는 바닷물의 2~3배 수준으로 올라간다. 그 속에서 철근은 빠른 속도로 부식된다.

그림5를 보면, ①은 바다모래를 섞은 모르타르의 단면이다. 염소(녹색 부분)가 균등하게 분포되어 있는 것을 확인할 수 있다. ②는 ①을 농도 10%의 탄산가스로 탄산화시키고 8주 뒤의 모습이다. 탄산화된 검은 부분에 염소는 존재하지 않는다. 반대로 경계내부에 염소가 몰려 들어가 농도가 높아졌음을 눈으로도 확인할 수 있다.

염분의 내부 이동, 농축 현상이 콘크리트 붕괴를 가속시켰던 것이다. 고바야시 교수는 실제로 탄산열화를 예로 들면서 "지금까지 10년에 2cm로 생각되었던 콘크리트 산화 속도가 현재는 약 3배 빠르게 진행되고 있다"고 경종을 울린다. 60년대에 세워진 서일본의 콘크리트 건축에서는 10년에 10cm라는 맹렬한 속도의 열화를 확인했다고 한다. 이럴 경우 철근피복 두께 10cm의 빌딩 수명은 고작 10년에 불과하다.

그림 05 염분의 농축 현상

① 바다모래를 섞은 모르타르 단면

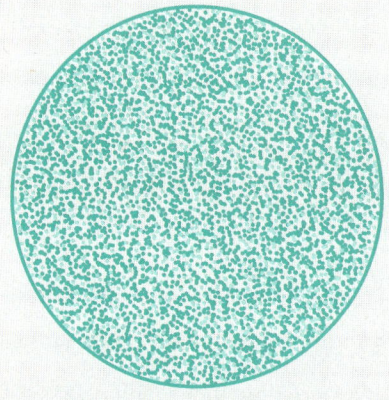

② 8주간 탄산화시킨 모르타르 단면

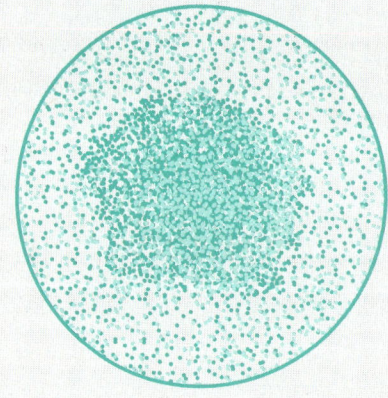

콘크리트 문명을 녹이는 산성비

콘크리트의 열화, 부식을 촉진하는 원인은 염해와 탄산가스만이 아니다. 또 다른 요소는 바로 산성비이다. 중국에서는 산성비를 '하늘의 침략자'(空中鬼)라고 부르며 두려워한다. 산성비의 원인은 모두 익히 알고 있듯 인류의 산업, 소비 활동이다. 석유, 석탄 등을 태워 이룩된 화석에너지 문명의 비극적인 결과이다.

화석연료의 연소로 발생한 황산화물(SOx)과 질소산화물(NOx)은 대기 중에서 산화되어 황산염과 질산염 같은 산성 물질로 변한다. 이것들이 비에 녹아내리는 것이 산성비이다. 실제로 스웨덴에서는 산성비에 의해 호수와 늪의 물고기가 폐사하고 삼림이 황폐해지는 일도 벌어졌다. 역사적인 조각상과 동상들도 심하게 부식되어 복제품을 전시하곤 한다. 콘크리트 역시 산성비에 의해 부식이 가속된다. 때때로 거리의 육교를 올려다보면 하얀 고드름이 자라고 있는 것을 볼 수 있다. 바로 산성비 고드름이다. 콘크리트 성분이 빗물에 녹아 밖으로 흘러내리다 대기와 만나면서 다시 응고된 것이다. 성분은 탄산칼슘이다.

물기가 흥건한 콘크리트 반죽

콘크리트는 시멘트에 자갈과 모래를 섞고 물로 반죽한 건축 재료이다. 그런데 지금 공사현장 곳곳에서는 정해진 배율 이상의 물로 시멘트를 반죽하는 일이 횡행하고 있다. 물을 더 넣은 만큼 콘크리트를 아낄 수 있기 때문이다. 노골적인 부정이 판치게 된 것은 레미콘 회사가 생겨나면서부터이다. 과거에는 콘크리트를 공사현장에서 작업자들이 직접 반죽해야 했다. 그러나 대규모 도시화, 산업화가 진행되면서 콘크리트 반죽은 레미콘 회사에서 만들어져 현장으로 운반되기 시작했다. 거대한 콘크리트 반죽 통을 돌리면서 도로를 달리는 레미콘 트럭을 자주 볼 수 있다.

시멘트 양을 100으로 했을 때 물의 양은 60을 넘으면 안 된다. 일본 정부는 그 배합 오차의 허용범위를 1~3% 이내로 엄격하게 제한하고 있다.[24] 하지만 정해진 비율이 일선 공사현장에서는 지켜지지 않고 있다. 건설현장에서는 펌프와 호스를 사용하여 콘크리트 반죽을 거푸집에 타설한다. 그때 콘크리트 반죽이 뭉치면 호스를 잘 통과하지 못한다. 특히 기온이 높은 여름철에는 콘크리트 반죽이 굳기 쉽다. 그래서 물을 추가로 붓는 편법을 저지른다.

24 우리나라에서도 콘크리트의 물:시멘트 비율은 65% 이하로 규제한다.

1987년 6월 27일 오사카에서는 충격적인 사건이 발생했다. 물을 더 풀어 콘크리트를 묽게 만들라는 현장감독의 요구를 거부한 레미콘 운전기사가 현장감독에게 심한 구타를 당한 것이다. 이 사건을 취재한 언론은 '물은 레미콘 회사 최대의 근심거리'라고 보도했다. 샤브콘(물을 많이 섞어서 묽어진 콘크리트)이 전국의 공사현장에 만연한 문제라는 것과 레미콘 회사 측의 걱정을 아무렇지도 않게 대변한 꼴이다.

콘크리트는 시멘트의 비율이 높을수록 단단하게 굳는다. $400kg/cm^2$의 압축강도를 얻기 위해서는 비율은 물 45:시멘트 100의 비율로 배합해야 한다. 물:시멘트 비율을 70:100으로 배합하면 콘크리트 강도는 $150kg/cm^2$로 격감한다. 이런 식으로 지어진 건물들이 한신대지진 당시에 일제히 붕괴 또는 전복되었던 기억을 떠올리면 집에서 두 다리를 쭉 뻗고 자기가 두렵다.

오래된 콘크리트 반죽도 위험하다

건축업자들도 할 말은 있을 것이다. 공사를 진행하다보면 예정된 시간에 콘크리트 타설을 할 수 없는 경우가 부지기수이기 때문이다. 그래서 물을 더 넣고 반죽이 굳지 않도록 계속 섞을 수밖에 없다고 변명한다. JIS(일본공업용품규격)는 콘크리트 배합부터 타설까지 대기시간이 최장 90분을 넘지 않아야 한다고 규정하고 있지만 실제 현장에서는 3~4시간씩 늦어지기가 일쑤다.

이렇게 배합한 지 오래된 콘크리트 반죽은 ①반죽 내부 공기량 감소 ②시멘트와 물이 반응하여 온도 상승 ③타설 후 응고까지 걸리는 시간 감소 ④콜드조인트 발생 ⑤응고 과정에서 균열 발생 ⑥방수 및 내구성이 저하되면서 건물이 완공되기도 전에 문제를 안게 된다. 그럼에도 불구하고 전국의 공사현장에는 소비자와 국민의 안전을 심각하게 위협하는 편법이 만연하다.

이 같은 결함을 방지할 수 있는 방법이 있다. 과거처럼 현장에서 직접 콘크리트 타설이 필요한 시점에 시멘트를 섞는 것이다. 사실 콘크리트 배합은 시멘트와 모래, 자갈에 물을 넣어 섞기만 하면 끝나는 간단한 작업이다. 특히 단독주택처럼 소규모 공사일 경우 현장에서 콘크리트를 배합하는 것은 불가능할 정도로 어려운 일이 아니다. 마치 원자력발전소가 아니면 현대사회의 에너지 문제를 해결할 수 없다고 단언하는 것과 똑같이 어리석은 선입견일 따름이다. 실제로 이미 독일을 비롯해 많은 선진국들이 원자력발전소가 아닌 태양열, 풍력, 조력 같은 친환경적인 방식으로로 에너지 생산을 대체하고 있다. 현장에서 콘크리트를 반죽하는 문제는 이에 비하면 무척 간단하고 편리하고 정확한 방법이고 실천도 어렵지 않다. 그렇다면 대체 왜 레미콘 업체들은 이와 같은 방법을 강구하지 않는 것일까?

점점 대규모 건설공사가 진행됨에 따라 현장에서는 콘크리트 배설과 운송을 하청업체에 맡기는 경우가 많다. 필요한 물량을 사전에 주문하면 하청업체는 다 반죽된 콘크리트를 레미콘 트럭에 싣고 온다. 당연히 콘크리트가 남는 경우가 흔하다. 이때 법규대로라면 하청업체는 남은 콘크리트를 폐기해야 하지만, 실제로는 그렇게 하지 않는다. 딱딱하게 굳어버린 콘크리트에 물을 더 풀어 마치 새 콘크리트인양 다른 공사현장에 납품한다. 대규모 현장일수록 입주자 또는 건축주는 확인할 방도가 없다. 이렇게 얻는 수익이 어느 정도나 될까?

대형 레미콘 회사에서는 하루에 수십 톤씩 콘크리트가 남는다. 그것을 다른 현장으로 돌리면 고스란히 부수입이 된다. 심지어 어떤 레미콘 회사는 임직원의 인센티브를 남은 콘크리트 판매 수입으로 충당한다는 증언도 확보할 수 있었다. 심지어 1970년 오사카 엑스포 당시에는 건설에 투입되어야 할 시멘트의 20% 이상이 건설업자들에 의해 빼돌려졌다고 할 정도이니, 건설 붐이 일던 당시의 분위기를 짐작해볼 수 있는 대목이다. 그로 인한 피해는 고스란히 국민·소비자에게 돌아가는데, 정작 정치가와 공무원들은 건설업계를 감싸기에 급급하니 그 배후에 대체 무엇이 있을지 궁금하다.

홋카이도 철도 터널 천장 일부가 무너진 사건도 있었다. 떨어진 파편에서는 공사 현장에서 버린 작업복과 폐골재 등이 발견되었다. 콘크리트 거푸집에 산업 폐기물을 버린다는 건축계의 공공연한 비밀이 사실로 밝혀진 것이다. 도덕적인 문제 이전에 건축물의 강도와 내구성을 해치는 명백한 범죄행위이다. 정말로 콘크리트 건조물에 대대적인 X선 검사가 필요할지도 모른다.

이처럼 콘크리트 건물 준공에 부실이 만연해 있는데 대체 관할 공무원들은 무엇을 하고 있는 것일까? JIS에는 '시험 조각'을 채취하여 시방서대로의 강도가 나오는지 검사한다는 조항이 있다. 이 과정을 통해 바다모래 사용과 기준치 이상의 물 배합, 남은 콘크리트 재사용, 폐기물 매립 등의 부정행

위를 단속한다는 취지이다.25 하지만 부정이 적발된 경우는 매우 드물다. 그 이유를 들어보니 시험 조각 제출을 레미콘 회사에 위탁한다고 한다. 부정을 저지른 업체가 부정의 증거를 제출할리 있겠는가? 건설업계의 비리를 조사한 메이지 대학교의 나카무라 코야스 교수도 현재의 상황을 다음과 같이 설명했다. "강도시험을 신뢰할 수 있는 기관에 위탁한다 하더라도 결과는 항상 '문제가 없다'고밖에 나오지 않습니다. 경기 불황이 장기화로 접어들자 건설사들이 조금이라도 이윤을 남기기 위해 눈에 불을 켜고 달려들면서 어디에도 그들의 손길이 미치지 않는 곳이 없게 된 것입니다."

25 한국에서도 현장에서 품질관리 계획서에 따라 콘크리트 타설 시 공시체를 제작하여 강도 시험을 한다.

누더기 아파트

"나는 우리 회사에서 시공한 아파트에 살 마음이 없습니다." 고바야시 교수는 한 대형 건설사의 건축기술자에게 이런 고백을 들었다고 했다. 또 다른 건설사 임원은 자진해서 제보했다고 한다. "신문에는 지금도 아파트 분양 광고가 넘쳐나지만 문제는 건물의 질입니다. 이 아파트들은 몇 년도 견디지 못하고 너덜너덜해질 거예요."

이론상으로 완벽하게 시공한 콘크리트 건축물은 내구성이 100년 이상 보장된다. 그런데 10년도 채 지나지 않아 벽에 균열이 생기고 벽체가 떨어지기 시작하는 것은 아무리 생각해도 이상한 일이다. 이에 대한 고바야시 교수의 진단은 간단하다. "다른 이유는 없습니다. 나쁜 재료로 부실한 시공을 했으니 당연하죠."

그는 콘크리트 건축물의 안전을 위협하는 대표적인 사례를 다음과 같이 정리했다.

- **레이턴스(Laitance):** 콘크리트 반죽에 섞인 이물질이 굳는 과정에서 표면으로 떠올라 생긴 얇은 막. 콘크리트를 추가로 타설하기 전 반드시 아래층의 레이턴스를 제거해야 하지만 오늘날 공사현장에서는 이 수칙이 전혀 지켜지지 않고 있다. 이럴 경우 건물의 강도와 콘크리트 층 사이의 결합이 약해져 붕괴 위험이 커진다.

- **날림 시공:** 철근 접합 작업을 철저하게 관리하지 않고, 정해진 양보다 적은 철근을 사용하는 경우도 많다.

- **플라이애시(Fly ash) 혼합:** 화력발전소에서 배출된 석탄회(플라이애시)를 콘크리트에 섞어 증량하는 방식이다. 이 경우 ①콘크리트가 굳는 속도를

늦춰 시공성이 향상되고 ②물을 많이 넣지 않아도 잘 굳지 않고 ③초기 강도는 약하지만 장기 강도는 세며 ④수화열(콘크리트를 타설할 때 일어나는 화학반응으로 나는 열)을 감소시킨다는 장점이 있다. 하지만 추운 날에는 콘크리트 내부의 수분을 추위로부터 지키지 못하기 때문에 절대 피해야 함에도 불구하고 비용 절감만을 생각한 건설사들에 의해 겨울철에도 무분별하게 사용되고 있다. 이 경우 건축물의 내구성은 현저하게 떨어진다.

- **백화현상:** 건물 외벽을 콘크리트, 시멘트모르타르, 타일 등으로 마감했을 때 그 표면에 백색 물질이 발생하는 경우이다. 이 현상은 시멘트 내부의 수산화칼슘이 표면으로 삐져나와 수분이 증발되면서 발생하거나 공기 중 탄산가스와 반응하여 석회성분인 탄산칼슘이나 황산칼슘으로 변하면서 발생한다.

- **알칼리골재반응:** 시멘트의 알칼리 성분(나트륨이나 칼륨)과 골재의 실리카 광물질이 화학반응을 하여 비정상적으로 팽창하는 현상이다. 그 결과 균열이 심해지고 심할 경우 건물이 붕괴되는 경우도 있다. 바다모래의 불법적인 사용도 알칼리골재반응을 심화시키는 원인 중 하나이다.

비극의 삼풍백화점

콘크리트 구조물 붕괴의 전조라고 할 수 있는 참극이 한국에서 벌어졌다. 바로 삼풍백화점 붕괴 사건(1995년 6월 29일)이다. 5층 건물 2개동 중 북쪽 건물이 단 20초 만에 무너졌다. 사망자 508명, 부상자 937명에 피해액은 약 5,000억에 달했다.

원흉은 날림 콘크리트였다. 당초 4층 오피스빌딩으로 설계된 것을 급히 백화점으로 개조하면서 기둥의 두께를 줄이고 심지어 철근 숫자도 줄이는 등 강도를 무시한 설계변경이 자행되었다.

사고 당일 1,500여 명의 사람들을 한 순간에 삼키고 폐허로 변한 삼풍백화점의 모습은 전 세계로 긴급 타진되었다. 건물 잔해 사이에서 손수건을 흔들며 구조를 요청하던 사람들과 피투성이가 된 채 잔해를 헤치고 나오던 이들의 모습이 콘크리트 문명의 종말을 알리는 전주곡은 아니었을까.

사진 06 삼풍백화점 붕괴 사고 (1995)

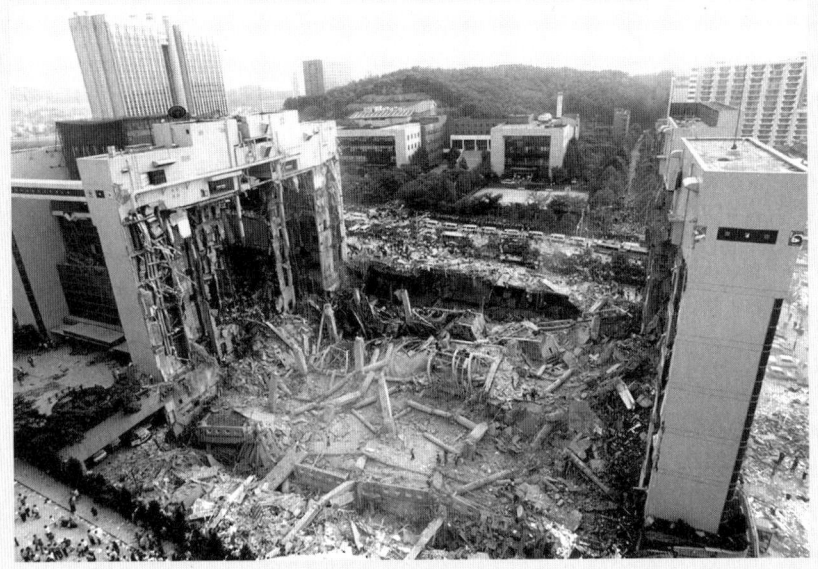

제7장.

건강을 생각한다면
마감만은
목재로 바꾸자

나무가 건강을 지킨다

콘크리트가 그대로 드러난 벽면의 냉복사 작용은 그 안에서 생활하는 사람들의 체열을 빼앗는다. 철근콘크리트 학교에서 냉기에 떨면서 공부하는 아이들의 모습이 안쓰럽다. 뼛속까지 추운 교실에서 하루 종일 가르치는 교사들과 콘크리트 사무실에서 일하는 직장인도 괴롭기는 마찬가지다. 직장인의 90.9%가 직장에 대해 불만과 불안을 느낀다는 사실이 2001년 11월 29일의 후생노동성의 조사에서 밝혀졌다(8,300개 회사, 3만 3,200명 대상). 물론 이 수치는 급여, 인간관계 등을 포함한 모든 종류의 불만에 대한 것이지만, 병든 건물의 전형적인 증상이 불안, 불만, 초조라는 사실에 비추어볼 때 의미심장한 결과이다.

어째서 몸에 나쁜 것이 확실한 건물에서 일하면서 누구도 목소리를 내지 않는 것일까? 노조는 왜 근무 환경을 개선하기 위한 기본적인 조치를 취하지 않을까? 노동자의 목숨과 삶을 지키는 것이 그들의 모토가 아니었는가. 아파트에 살고 있는 사람들에게도 묻고 싶다. 아마도 그들 대부분은 전 재산을 동원해야 할 정도로 비싼 값을 치르고 입주했을 것이다. 그런데 그 아파트가 주는 콘크리트 스트레스로 당신의 가족은 목조 주택에서 살 때보다 9년 일찍 죽게 될 것이다. 가족의 건강, 생명을 지키기 위한 시도가 필요하지 않을까.

콘크리트를 완전히 버리자는 이야기는 아니다. 현실적으로 모든 건물을 나무로 지을 수도 없는 노릇이고, 기존의 건물을 모두 헐어버릴 수도 없다. 그러니 콘크리트의 장점을 살리고 보완할 수 있는 방법을 모색하자는 것이 내가 이 책을 통해 주장하는 바이다. 예를 들어 콘크리트는 열에 의한 팽창, 수축에 취약하고 자외선에 열화된다. 또한 산성비에 녹기도 한다. 때문에 옥상은 몇 번의 여름, 겨울을 넘기지 못하고 금이 가기 시작한다. 종종 콘크리트 건물 옥상에 가보면 거미줄처럼 금이 간 모습을 확인할 수 있다.

이런 문제점을 보완할 수 있는 한 가지 방법이 옥상녹화이다. 흙과

풀은 인공건축물의 부식을 막아주는 녹색의 보호막이다. 건물 옥상에 숲을 조성하면 콘크리트 열화는 저지될 것이고 빌딩의 수명은 적어도 4배는 늘어날 것이다. 벽면에 담쟁이넝쿨을 심으면 외단열 효과도 볼 수 있다. 이렇게 조성된 도심 속 숲은 시민들에게 휴식 공간을 제공하고 공기 정화 효과까지 얻을 수 있으니 일석삼조의 효과가 있다.

또 가장 간단한 해결책으로, 내부 원목 마감재를 추천한다. 자연의 문양을 간직한 나뭇결은 그 속에 사는 사람들의 마음에 안정을 찾아줄 것이고 은은히 피어나는 기분 좋은 향기로 가족들의 건강도 좋아질 것이다. 콘크리트가 드러난 벽면의 내장을 천연재료로 바꾸는 것만으로도 불쾌한 증상을 상당부분 만회할 수 있다.

이 제안을 학교에 꼭 적용하고 싶다. 콘크리트 학교 신축 대신 목재 마감으로 개축하면 아이들과 교사들이 하루 종일 생활하는 공간에 따뜻함과 웃음을 되찾아 줄 수 있을 것이다. 보육원, 양로원, 병원, 공공시설도 마찬가지다. 특히 약자가 모이는 보육원이나 병원, 데이케어센터 같은 곳은 반드시 마감을 목재로 처리하는 법령 제정도 고려해야 한다.

목재 마감이라 해도 그 방법은 다양하다. 앞으로 나올 내용들 속에서 당신의 주변을 친환경적이고 건강하게 바꿀 수 있는 방법을 발견하길 바란다.

이시하라 공무점의 사례

"시작하자마자 눈 깜짝할 사이에 청약이 마감되었습니다." 도쿄도 이타바시구에 있는 ㈜이시하라 공무점[26]의 젊은 사장, 이시하라 마사히로 씨로부터 기분 좋은 소식이 들려왔다. 그가 직접 기획한 신축 목재 마감 아파트에 입주희망자가 쇄도했다는 것이다. 3층짜리 '사카시타 아파트'는 연면적 100평에 14세대로 구성된 소규모 단지로, 경기 불황 속에서 청약 신청 하루 만인 2001년 9월 10일 마감되었고 1주일 후에는 미리 신청하는 데는 실패했지만 꼭 입주하고 싶다며 대기자 명단에 이름을 올린 사람들까지 나왔을 정도다. "이제부터 공무점은 대형 건설사처럼 판에 박힌 대규모 주택단지를 만들어서는 안 된다. 독창성과 개성이 중요하다"는 것이 그의 지론이다.

[26] 공무점(工務店): 일본의 지역에 있는 소규모 시공업체로 목수들이 운영하는 경우가 많으며 주택 설계부터 시공까지 맡아서 한다. 기둥과 보를 세워 만드는 목조재래공법을 주로 사용한다.

사카시타 아파트는 아이들이 실내에서 안심하고 뛰어놀 수 있도록 고시이타[27] 재료로 적삼목을, 바닥재료는 자작나무를 사용했다. 적삼목 판재는 가격 차이가 꽤 컸음에도 저렴한 중국산이 아닌 옹이가 없고 아름다운 붉은 기가 도는 일본산을 선택했다. 합판은 석고보드와 경량기포 콘크리트(Autoclaved Lightweight Concrete, ALC) 사이에 설치용 바탕(하지)으로 사용했을 뿐, 이외에 바닥 전체와 창틀까지 마감은 전부 원목으로 감쌌다. 중요한 점은 습기, 먼지, 박테리아까지 흡착하는 원목의 고유한 항균작용을 최대한 활용하기 위해 원목에 별도로 도장을 하지 않았다는 것이다.

[27] 실내에 허리 높이까지 올라오는 곳에 붙이는 목재판재.

이시하라 대표는 이런 내장 마감을 중국 건축양식에서 따왔다고 했다. "문과 창호는 중국의 것을 참조했습니다. 접착은 자연 성분의 아교로, 수납함도 전부 원목재로, 부엌은 별도의 가공을 하지 않은 오리지널 스테인리스로 제작했습니다."

비용이 많이 드는 부분은 해외에서 제작해 들여오고 국내에서는 그 틀을 맞춘 부속들만 가공하는 방식으로 비용을 절감해 최대한 좋은 원자재를 사용했다. 이윤이 적게 남더라도 부실과 비리가 판치는 일본의 건설판을 바꿔보고 싶었다는 이시하라 대표의 의지는 연구, 노력을 하지 않고 그저 싸게 만들어 비싸게 파는 일에만 급급한 실정 속에서 더욱 빛을 발한다. 이시하라 공무점의 사례에서 눈여겨 봐야 할 마감공법 몇 가지를 살펴보자.

- **화장실:** "재료 선정이 가장 중요하다." 이시하라 공무점이 설계한 주택의 화장실 바닥공사는 일본의 전통적인 장인정신이 기술문명 사회에서도 유효하다는 것을 잘 보여준다. 그들은 화장실에 화강석을 사용해 미관과 위생 문제를 한꺼번에 해결했다. 값은 그리 비싸지 않다. 가로 40cm, 세로 60cm 짜리 화강석 4장으로 화장실 크기에 맞추었는데, 그 돌을 중국에서 수입하는 데 든 비용은 불과 2,400엔에 불과했다.

- **고시이타:** 벽에 허리 높이까지 원목판재를 붙인다. 장마철이 되면 판재가 습기를 머금고 폭이 약 1% 정도 늘어난다. 때문에 고시이타는 제혀쪽매[28]로 연결하고, 못은 사용하지 않는다. 이때 목재 좌우 양쪽으로 홈을 파놓는다. 이런 방식의 시공은 전문적인 지식이 없는 초보자도 쉽게 따라할 수 있다.

  [28] 목재의 이음 방법 중의 하나로 한쪽에 홈을 파고 다른 한쪽에 돌기를 만들어 끼워 넣는 방식과 양쪽에 홈을 만들고 가운데에 가는 부재를 넣어 잇는 방식이 있다.

- **바닥재:** 시난자작나무(두께 16.5~18mm)판을 도장하지 않고 붙였다. 천연 왁스로 닦으면 나무 본연의 색감을 살릴 수 있다. 도장합판은 표면이 상할 염려가 있고 맨발로 생활하기엔 차가운 느낌이 있다. 반면 원목 판재는 상처가 나면 그 부분만 교체할 수 있고 따뜻하다. 열전도율이 낮아 체열을 빼앗기지 않기 때문이다. 바닥에도 접착제는 쓰지 않는다. 습도를 머금고 목재가 늘어나기 때문에 부드러운 못으로 고정한다. 합판 플로링은 불에 약하기 때문에 담뱃재로도 화재가 날 염려가 있는 반면 나무는 스스로 탄화하여 불을 끄려고 하

는 성질이 있기 때문에 일상생활에서 발생할 수 있는 작은 불씨에 대해서 염려하지 않아도 된다.

- **문틀:** 보통 사람들은 나무가 잘 썩는다고 생각하지만 실제로는 그렇지 않다. 나무가 잘 썩는 이유는 도장 때문이다. 도장을 하면 도막과 목재 사이에 박테리아가 쉽게 번식하기 때문에 부식이 진행된다. 도장을 하지 않는다면 값싼 삼나무라도 30년은 사용할 수 있다. 목초액[29]을 바르면 그 이상도 사용이 가능하다.

  [29] 나무를 숯으로 만들 때 발생하는 연기가 외부 공기와 접촉하면서 액화되어 떨어지는 것을 채취한 용역.

- **벽 마감:** 고시이타의 윗부분은 석고보드 벽에 수성아크릴에멀젼을 발라 마감했다. 휘발성 물질을 함유하고 있지 않기 때문에 친환경적이고 인체에 무해하다. 염화비닐 벽지는 사용하지 않았다. 염화비닐 벽지는 제곱미터당 100~120엔으로 싸고 천연소재의 천이나 벽지보다 2배 빨리 붙일 수 있기 때문에 대형 건설사들은 여전히 염화비닐 벽지를 고집한다. 자신이 살 집의 벽지조차 선택할 수 없는 소비자들은 건강마저 위협받고 있다. 값이 싼 까닭에 대부분의 **임대주택** 주인들은 세입자가 바뀔 때마다 낡은 벽지 위에 새 벽지를 바른다. 태우면 다이옥신 등이 배출되기 때문에 그냥 사용하던 벽지 위에 덧바르는 것이다. 그 과정을 몇 번만 반복하면 곰팡이와 부식 때문에 석고보드 자체를 쓸 수 없게 된다. 하지만 원목 판재를 사용하면 더러워지거나 상처 난 부분만 새 판재로 교체할 수 있다. 이시하라 대표는 이렇게 지은 아파트에서는 족히 50년 이상은 살 수 있다고 자신했다.

한신 대지진이 할퀴고 간 자리

이시하라의 증언에 주목해야 한다. "대지진이 한신 지방을 휩쓸고 간 다음 날의 풍경을 잊을 수 없습니다. 대형 건설사들이 지은 콘크리트 건물은 모조리 무너져 내리고, 남은 것은 오래된 전통가옥뿐이었습니다. 그런데 언론은 이 사실을 제대로 보도하지 않았죠." 그는 일본의 대표적인 조립식 주택 브랜드 '세키스이하임'을 예로 들었다. "그들은 철저한 내진설계를 통해 거주자의 안전을 지킨다고 광고했지만, 정작 진도 5의 지진조차 견디지 못하고 무너져 내렸습니다. 오로지 강도만을 고려했기 때문입니다. 심지어 2층 바닥이 무너지면서 피아노가 아래층으로 떨어진 경우도 있더군요. 주변의 오래된 목조재래공법 주택은 타일이 떨어진 정도였는데 말입니다."

어느 순간 열병처럼 번진 2X4 공법도 기본적으로 일본의 상황과는 맞지 않는다고 주장한다. "합판으로 만든 집에서 50년을 살 수 있을까요? 어림도 없습니다. 고작해야 10년입니다. 합판은 반복되는 진동에 약하기 때문입니다. 진동으로 인해 섬유가 토막토막 끊기면서 접착력이 약해집니다. 못도 헐거워지고 나사는 풀리고 말죠. 또 합판을 풀로 붙이면 그 사이로 공기가 통하지 않게 되면서 박테리아가 번식합니다. 나왕[30] 같은 경우는 특히 더하죠. 그래서 방부제를 넣는 겁니다."

[30] 인도·필리핀 등지에 분포한다. 빛깔이 곱고, 가공이 쉬워 가구·장식재·차량용재 등으로 널리 사용된다.

목조 주택은 화재에 약하다?

목재로 건축물의 내부를 마감해야 한다는 주장에 건설사 관계자들은 목재는 화재에 취약하기 때문에 안전을 담보할 수 없다고 비판한다. 하지만 이시하라 씨의 의견은 달랐다. "건설사들의 주장은 건축물에 불이 났을 때 중요한 것은 방염, 그러니까 불길만 번지지 않으면 된다는 것입니다. 염화비닐 벽지나 장판은 불이 활활 타오르지 않고 연기만 내면서 타니까 그들의 말이 그럴듯하게 들리기도 하죠. 소방법과 관련 건축 법규도 불길이 얼마나 잘 번지는지만을 기준으로 삼고 있습니다. 그런데 실제로 화재가 발생했을 때 사망의 원인은 불이 아니라 질식입니다. 염화비닐계 내장재에서 나온 연기가 밀폐된 실내를 가득 채우면서 고통스럽게 죽어가는 것이죠."

이시하라 씨는 지난 해 봄에 자신도 큰 화를 입을 뻔했다고 이야기했다. 자택에 화재가 발생한 것이다. 이날 그는 나무가 얼마나 불에 강한지를 직접 체험했다고 한다. 화재의 원인은 계속 켜두었던 스탠드였다. 뜨겁게 가열된 전구에 커튼이 닿으면서 불길은 삽시간에 온 서재로 번졌다. 그런데 기적 같은 일이 벌어졌다. 불길은 서재 바깥으로 더 이상 번지지 않았고, 그사이 출동한 소방관들에 의해 다른 피해 없이 화재를 진압할 수 있었다고 한다. 그날 서재에서는 무슨 일이 일어났던 것일까? 비밀은 서재 문에 있었다. 원목으로 만든 문과 문틀이 불에 타지 않고 불길이 밖으로 나오는 것을 버티면서 시간을 벌어준 것이다. 방의 다른 가구들과 석고보드를 이중으로 덧댄 천창은 새카맣게 타버렸지만 원목 문은 색이 조금 변한 정도였다. 이시하라 씨는 그 문의 표면을 조금 깎아내고 지금도 그대로 사용하고 있다고 했다.

이시하라 공무점의 사무실도 천연목재로 천장과 바닥을 마감했다. 두께 17.5mm의 편백 바닥재를 붙인 게 벌써 10년 전이라고 했다. 그사이 아토피나 수면무호흡증에 시달리던 직원들의 건강도 놀랄 만큼 좋아졌다고 한다.

이 또한 나무와 함께 생활하면서 생긴 긍정적인 변화이다. 그런데 건축물 내장재로 사용할 수 있는 목재의 가격은 평당 1,500엔 정도로 놀랄 만큼 싸다. 혹시 표면에 상처가 나더라도 그 부분을 1mm만 벗기면 충분하니 유지비 부담도 적다.

이시하라 씨는 목재의 장점으로 결로와 곰팡이를 막아주는 효과를 강조한다. "문이나 창틀에 플라스틱이나 염화비닐계, 혹은 알루미늄 샤시를 사용하면 실내외 온도차로 어쩔수 없이 결로가 생깁니다. 락카나 폴리우레탄으로 목재를 도장한 경우도 마찬가지이지요. 도막의 틈새로 습기가 스며들면서 그 부분이 썩는 것입니다. 그런데 도장을 하지 않으면 결코 썩지 않습니다. 나무가 숨을 쉬면서 실내 습도는 물론 자기 내부에 머금고 있는 습기마저 조절하는 것이죠. 불과 30년 전만 하더라도 공장 바닥에도 나무블록을 설치했었습니다. 이런 바닥에서는 노동자가 지치지 않습니다. 나무에 대한 무지는 무서운 일입니다."

중국의 숲에서 배우다

이시하라는 중국의 산림을 관찰하고 나서야 일본 임업의 심각한 문제를 깨달을 수 있었다. 지금 일본의 임업지는 온 산을 빼곡하게 침엽수가 메우고 있다. 이에 비해 중국에서는 낙엽활엽수림에서 침엽수가 자란다. 가을마다 낙엽이 떨어져 토양에 새로운 양분을 공급해주는 것이다.

"일본은 삼나무나 편백나무만 키웁니다. 이러다가는 산이 버티지 못합니다. 중국은 꽤 합리적이에요. 잡목림이죠. 그리고 한 그루를 베면 그 자리에 한 그루의 묘목만 심습니다. 아무래도 커다란 나무가 있던 자리이니만큼 묘목이 자랄 공간도 넉넉하죠. 이런 시스템에서라면 나무가 곧고 튼튼하게 자랄 수 있습니다. 그런데 일본은 침엽수들만 빽빽하게 심다보니 잘 자라지 못하는 나무들이 많습니다. 그 나무들을 다 자라기 전에 간벌재라는 이름으로 벌목합니다. 이것만큼 불필요한 일도 없습니다. 그런데 일본 정부는 나무를 심을 때마다 보상금을 지급하는 제도를 만들어 임업 회사들을 지원합니다. 벼농사도 마찬가지죠. 하지만 중국은 다르더군요."

장인의 마음으로 건물을 짓다

이시하라 씨는 단독주택 한 채를 짓는 데에도 창의와 연구, 노력이 필요하다고 이야기한다. "중소 규모의 공무점은 집을 짓는 사람들에게 무엇을 선택할 것인지를 포함하여 설비, 구조, 목재의 품질과 성능에 대해서 더 많은 정보를 제공하고 원목의 장점을 더욱 알려야 합니다. 원목의 장점을 끌어내기 위해서는 목수의 기술이 필요합니다. 따라서 현재 시점에서 중요한 것은 인재 육성입니다. 알맞은 증축과 개축을 통해 생애주기에 맞게 집을 고쳐나가고, 오랫동안 그 집에서 살기 위해서는 위대한 목수의 전통이 계승되어야 합니다."

사이타마현의 목수들 사이에서는 '모범술'이라는 독자적인 계산법이 전승된다. 옛말에 "훌륭한 목수는 곱자 하나만 있어도 집을 지을 수 있다"는 말이 있을 정도로 집짓기에서 목수의 역할은 중요하다. 젊은 기술자들이 이 정신을 계승하면 비뚤어진 오늘날의 건축문화를 바로잡을 수 있을 것이다.

건강한 통나무집 인테리어

구마모토현 야츠시로에서 열린 골풀 박람회 현장은 젊은이들의 목소리로 활기를 띠고 있었다. '느낌 있는 나무'라는 이름의 천연 목재 내장재를 개발한 젊은 학생들이었다. 그들이 설명한 제작방식은 매우 간단했다. 나무껍질을 제거한 간벌재를 반으로 자른 것이 전부였다. 이렇게 간단한 방식으로 친환경 내장재를 만들 수 있다는 사실이 매우 놀라웠다.

'느낌 있는 나무'는 "쉬운 시공, 간단한 보수, 편리한 철거"라는 광고문구처럼 거창한 공사 없이도 누구라도 집을 손쉽게 친환경 인테리어로 가꿀 수 있다고 홍보했다. 벽에 전용 철물을 설치하고 반으로 자른 통나무를 세우기만 하면 된다. 이렇게 실내 벽을 꾸미고 나면 마치 깊은 산 속 통나무집에서 휴식을 취하는 듯한 기분을 느낄 수 있다. 학교나 보육원, 양로원 같은 어린이와 노인들이 머무는 시설 먼저 이런 식으로 바꾸어 나가면 어떨까.

아파트도 콘크리트 학교도 큰 의미에서는 '콘크리트 상자'에 불과하다. 목재 마감은 결국 콘크리트 상자 안쪽에 나무를 붙이는 일이다. 콘크리트 벽면에 붙인 마감재의 종류에 따라 그 안에서 생활하는 사람들의 건강과 편리가 결정된다. 가장 좋은 마감재는 코르크 계통이다. 습도 조절 기능이 뛰어나기 때문이다. 그 밖에 셀룰로오스 섬유와 울 또는 펠트 등을 콘크리트 면과 판재 사이에 채워 넣는 방법과 제혜쪽매식 판재 마감 등도 비용과 효율 면에서 우수한 효과를 볼 수 있다. 또 한 가지, 이렇게 아파트 내부를 목재로 리모델링할 때 기존의 염화비닐계 위에 목재 마감재를 덧입히면 방습층 역할을 해 실내로 스며드는 습기를 막는다. 목재를 벽에 접착하는 방식은 콘크리트에 구멍을 뚫어 나사로 고정하는 방식과 합성접착제를 사용하는 방식이 있다. 만약 접착제를 사용한다면 아교로 만든 제품을 사용하는 것이 좋다.

주거 공간의 재활용

많은 사람들이 목재 내장에 더해 다다미방을 갖길 원한다. 그런데 지금 아파트의 다다미방은 콘크리트 바닥면에 유해한 성분이 다량으로 함유된 방충시트를 붙이고 그 위에 다다미를 붙여 깐다. 겉만 그럴듯하지 실제로는 건강이 나빠질 수밖에 없는 구조이다. 전통적인 다다미방에는 바닥과 다다미 사이로 습기를 방출할 수 있는 통기층이 있었다. 오늘날의 건축물도 과거처럼 통기층을 갖춰야 할 필요가 있다. 그렇게 하기 위해서는 ①콘크리트 바닥에 ②코르크를 깔고 그 위에 ③숯 시트 ④장선 ⑤마루판 ⑥다다미 순서로 시공해야 한다. 예산이 부족하다면 콘크리트 바닥 위에 갈대로 엮은 발을 깔고 그 위에 다다미를 깔 수도 있다. 이렇게 해서 바닥 아래로 공기가 통할 수 있는 공간을 확보하면 실내에 습기가 모이지 않는다.

도쿄의 시모키타자와에 있는 지상 3층, 지하 1층의 콘크리트 건물인 구리하라 히로히사 씨의 집은 목재로 실내를 마감했다. 안에 들어가면 나무 향이 가득하다. 설계는 유명 건축가인 기요코 씨가 맡았다. 그들의 집이 마감에 나무를 사용한 방식은 널리 알리고 참고할 만하다. 콘크리트 바닥 위에 격자로 나무들을 설치하고 그 위에 삼나무 원목 내장재를 설치한다. 이때 삼나무 내장재는 접착제를 사용하지 않고 요철로 고정하는 반턱이음[31] 방식으로 시공했다. 보통 못을 사용하지 않고는 반턱이음만으로 판들을 완벽하게 고정시킬 수 없는데, 구리하라 씨의 집에서는 못을 사용한 흔적을 찾을 수 없었다. 그 이유를 물으니 요즘은 고정 후 못 머리를 떼어낼 수 있는 '꺾이는 못'을 사용한단다. 이런 '꺾이는 못'도 목재 마감의 숨은 조력자가 될 수 있다.

[31] 두 개의 부재를 평평하게 접합하기 위해 가 재의 반을 깎아내는 접합법으로 틀짜기 등에 널리 적용된다.

구리하라의 집은 콘크리트 구조-목재 마감 주택의 모델이라고 해도 좋다. 1층의 바닥은 낙엽송, 2, 3층의 바닥은 자작나무이다. 그의 직업은 수타면 요리사인데 1층에 있는 가게 계산대도 낙엽송으로 만들었다. 창틀, 문틀 일

체를 낙엽송으로 제작했고, 3층의 욕실은 편백나무로 제작했다

최근 들어서는 전통주택의 내부를 아파트 안으로 고스란히 옮겨온 상품들도 등장하고 있다. 물론 아파트 공간에 맞추었기 때문에 원래보다 좁긴 하지만 그래도 사라진 옛 모습을 대도시의 한쪽에 재현한 것이다. 이런 방식을 '주거 공간의 재활용'이라고도 부를 수 있을 것이다. 2002년 1월 8일자 『마이니치신문』에는 가나가와현 요코스카에 있는 방 2개짜리 아파트가 소개되었다. 인테리어에 사용된 낡은 부재는 이 아파트에 입주하는 부부의 이전 집에서 사용했던 것이다. 지은 지 70년 된 이전의 집은 1999년에 철거되었다. 하지만 부인은 추억이 깃든 집을 재현하고 싶었고, 그 바람을 받아들인 것이 요코하마에 있는 건설사 니토우 타다시였다. 그렇게 해서 부부의 오래된 4평짜리 다다미방이 아파트 한쪽 구석으로 옮겨왔다. 엇갈리는 선반, 도코노마[32], 봉황을 본뜬 투각의 고창, 거기에 유리문, 투망 모양의 서재, 쇼와 초기의 낡은 창호가 근사한 모습으로 어우러졌다. 전체 비용은 철거에 500만 엔, 시공에 350만 엔으로 결코 싼 가격은 아니었다. 재생을 고려한 철거작업은 비용이 배로 들기 때문이다.

[32] 일본 건축에서 방의 벽 쪽으로 움푹 패인 장소. 바닥보다 한단 높고 꽃병이나 족자를 걸어 장식한다.

전통주택 재생 아파트를 적극적으로 추진하는 비영리민간단체도 등장했다. 그중 하나가 '에코주택 재활용 시민연대'이다. 그들의 주요 활동은 전국 각지에 있는 전통주택을 조사하고 낡은 부재를 사용하고 싶어 하는 사람들과 연결시키는 일이다. 그렇게 수집한 낡은 인테리어 소품들을 전시·판매하기도 한다. 일종의 엔틱 가구 유통망을 형성하는 작업이다. 시중에 쉽게 구할 수 없는 물건이 대부분이기 때문에 물건이 나오길 기다리는 애호가들의 발길이 끊이지 않는다. '에코주택 재활용 시민연대'의 활동은 갈라진 지방과 도시를 다시 연결하는 깊은 의미를 담고 있다. 단체는 '재생 가능여부를 판단하는 인

재 육성' '재생기술의 양성 강좌' '초보자와의 공동해체작업' 등의 계획도 구상하고 있다.

앞서 설명한 부부는 고향의 집과 땅을 매각하고 아파트로 옮겨왔다. 전통주택을 아파트 안으로 '이축'하는 최초의 사례였기 때문에 방송매체의 취재도 불이 붙었다. 도시의 아파트 속에 전통주택의 실내를 이축, 재현한다는 것은 전통주택을 취급하는 건설사라면 얼마든지 실현 가능한 사업이다. 향수 가득한 고향집의 방을 도시에, 삶의 장소에 재현할 수 있다. 어떤 의미에서는 기적이라고 할 수 있지 않을까. 이 일을 계기로 전통주택 재생 아파트가 어떤 식으로 확산될지 귀추가 주목된다.

바닥을 바꾸면 건강해진다

바닥을 만드는 방식은 크게 두 가지로 구분할 수 있다. 그림6에서 위쪽은 목조건축의 바닥이고 아래는 콘크리트 건축의 바닥이다. 겉보기에는 양쪽 모두 목재바닥(플로링)을 사용했지만 구조는 전혀 다르다. 위를 '가구식(架構式, 짜맞추기 식) 마루', 아래를 '비가구식(非架構式, 붙임 바닥) 마루'라고 한다. 전문가들은 보행자의 건강이라는 관점에서 바닥은 적당히 유연하고 부드러워야 한다고 하는데, 목재는 이 말에 적합한 얼마 되지 않는 재료 중 하나이다. 다른 재료에는 없는 유연함과 복원력을 갖추었고 적당히 견고하기 때문이다.

하지만 콘크리트 바닥이나 모르타르 위에 목재 바닥재를 바로 붙이는 방식(붙임 바닥)은 목재의 휘어짐을 이용할 수 없어 딱딱한 바닥이 된다. 이 경우 활동감이 나쁘고 동시에 상해도 발생하기 쉽다. 운동 도중 격하게 넘어지거나 신체의 일부, 특히 머리, 팔꿈치, 무릎, 허리 등이 바닥에 충돌할 경우 바닥이 어느 정도 부드럽지 않으면 큰 사고로 이어질 위험이 있다.(표33 참조)

그런데 철근콘크리트 학교도 이처럼 붙임바닥으로 지어진 경우가 많다. 철근콘크리트 학교에 근무하는 교사들의 가장 많은 호소가 '오래 서 있기 힘들다'는 것인데 콘크리트에 바로 붙인 바닥이 교사들의 무릎을 아프게 하는 것이다.

그림 06 바닥을 만드는 방식

가구식 목재바닥의 대표적인 예

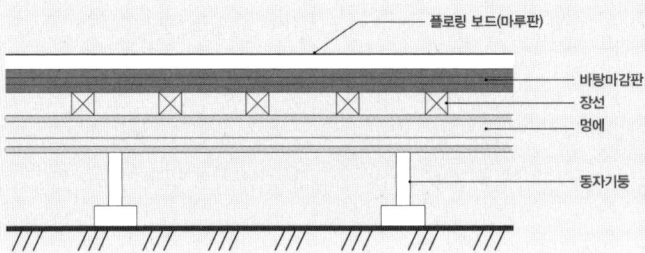

비가구식 목재바닥의 대표적인 예

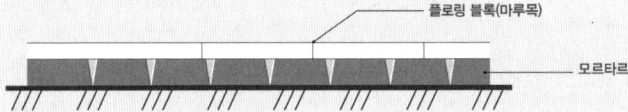

표 33 **바닥의 완충작용과 상해의 관계**

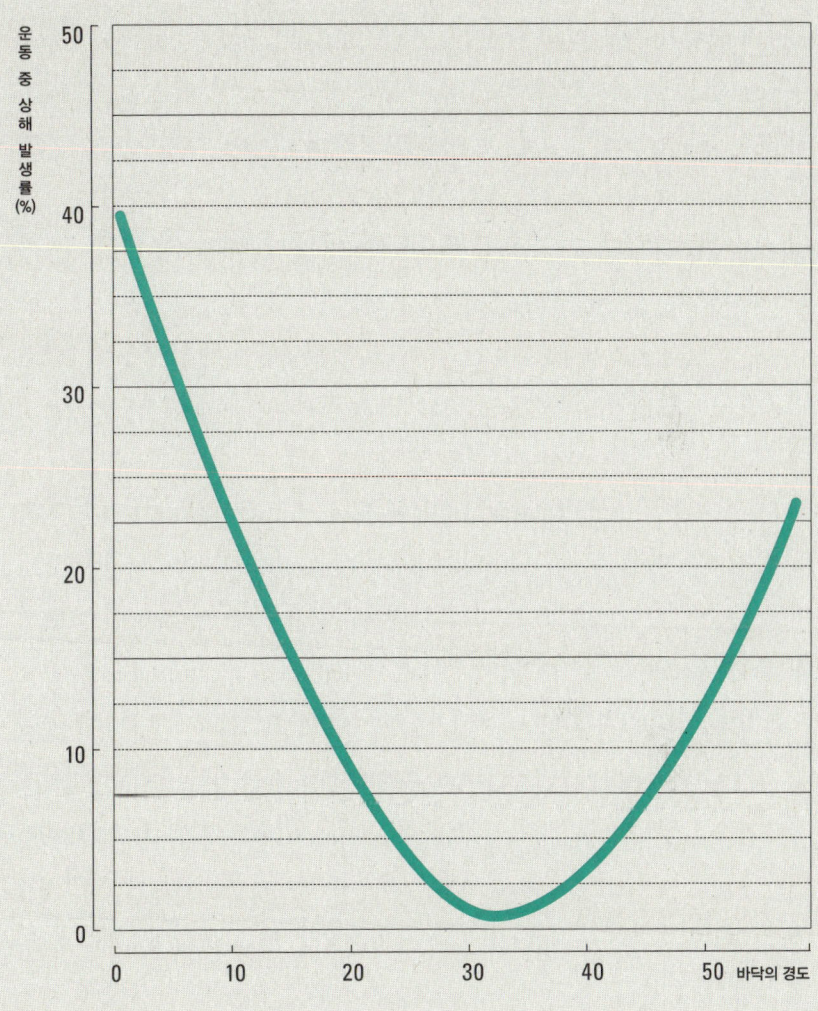

상해사고의 종류
- 관절통
- 요통
- 탈장
- 아킬레스건 파열
- 근육 파열
- 근육 경련
- 염좌

일본과 한국에만 존재하는 대형 건설사

일본과 한국의 건설산업을 주름잡는 대형 건설사가 유럽과 미국에는 존재하지 않는다. 아니, 세계 어디에도 없다. 주택은 자동차나 가전제품, 또는 패션과 다르다. '00년도 모델'이 있는 것이 애초에 기이한 일이다. 주택은 본래 지역마다 공무점과 목수가 그 땅의 기후, 풍토, 전통, 기술, 문화에 따라 도면을 그려서 짓는 것이다. 추운 땅, 따뜻한 땅, 바람이 강한 땅 등 지역에 따라 기후와 풍토가 제각각이기 때문이다.

계곡인지 평지인지에 따라서도 집은 달라진다. 땅의 전통에 기초한 견고한 주택을 지어온 유럽과 미국에서는 대형 건설사가 새로 지은 아파트가 채 20년도 못 간다는 사실에 기겁을 할 것이다.

독일의 주택 전문가들이 일본에 와서 이런 말을 한 적이 있다. "일본에 있는 것은 가설(가건물) 주택산업뿐입니다." 지금도 여전히 주택을 전국적으로 광고하고 판매하는 것을 본다면 그들은 깜짝 놀랄 것이다. 일본 열도는 북쪽 아한대지방에서 남쪽 아열대지방까지 추운 곳은 영하 30도, 더운 곳은 영상 40도에 달할 정도로 기후가 다른데도 와카나이에서 오키나와까지 똑같은 건물을 지어 팔아왔다는 사실은 이상하기 짝이 없다. 도쿄 본사의 에어컨이 빵빵한 사무실에서 '우수한' 건축가와 디자이너가 새로운 모델하우스의 도면을 그리면 카피라이터가 그럴싸한 이름을 붙인다. 승부는 눈길을 끄는 신기한 디자인과 광고 전략에 달렸다. 그런데 이들 대형 건설사들이 최근 1년 사이에 역풍을 맞기 시작했다. 4~5년 전부터 시작된 자연주택 바람이 더욱 거세진 것이다.

발단은 『주간신조』의 야마모토 나츠히코의 칼럼 「하우스메이커[33]에 속지마라」였다. "5,000만 엔을 내도 그대로 하청을 주어버리기 때문에 3,000만 엔은 빠져나간다"는 내용이었다. 그동안 금기시되었던 대형 건설사의 실태를 폭로한 순간이었다. '5,000만 엔을 내도 2,000만 엔짜리 집밖에 못 짓는다.' 이

[33] 집을 지어 판매하는 규모가 큰 기업체. 시공도 공업화되어 보급화 주택의 대표적인 예이다.

진실을 알고도 하우스메이커에 주문하려는 사람은 아무도 없을 것이다. 『주간신조』 해당호는 이례적으로 70만 부 가까이 판매되었다. 적어도 70만 명은 이 칼럼을 보았다는 얘기다.

지금 대기업은 붕괴 위기

2002년이 시작되자마자 '세키스이하우스'는 사카이에 있는 합성접착제 공장의 폐쇄를 발표했다. 이어서 1월 13일, 돌연 굴지의 건설사 '쇼쿠산 주택'이 도산했다. 하반기 적자 860억 엔, 부채총액은 1,500억 엔에 달했다. 무엇보다 수주한 주택호수가 5분의 1로 격감한 것이 가장 큰 타격이었다.

다른 하우스메이커들의 상황도 심상치 않다. 세키스이하우스는 2001년 10월 30일, '작은 체구에 맞는 주택을 주문했는데 무시하고 불편한 집을 지어 놨다'고 소송을 당해 무려 760만 엔을 배상했다. 원고는 69세의 여성으로 신장은 140cm였다. 이 사건 이후 회사의 신용은 급격히 실추되었다. 거기에 2002년 1월, 903억 엔의 순손익을 예산 편성에 넣고 위기감이 깊어졌는지 약 150명의 영업사원의 능력 등급제를 단행했다. '능력 없는 자는 나가라'는 선고였다.

'미사와홈'도 경영위기에 빠졌다. 2001년 여름, 평당 25만 엔에 단독주택을 짓는 사업을 추진했지만, 가건물 수준의 주택을 제공해 소비자들로부터 뭇매를 맞았다. 2002년에는 평당 33만 엔부터 시작하는 '스마트 스타일'이란 저가의 주택을 발매했지만 결과는 186억 엔 적자였다.

전문가에 의하면 이들 하우스메이커는 공장, 영업, 모델하우스, 전시장 등의 인건비, 설비비 같은 간접비를 버티지 못한다는 것이다. 주문은 줄고 공장과 사람이 놀고 있어도 인건비는 매월 나간다. 대량생산시스템이 거꾸로 손해를 키우는 것이다.

집이란 풍토, 문화, 전통, 그리고 풍경에 의해 길러지는 것이다. 아파트 업체도 발전해야 한다. 일본 건설계는 유럽과 미국에서는 1970년대에 이미 상식으로 여겨진 빌딩의 외단열도 묵살했다기보다는 눈치 채지 못했을 정도로 정보가 부족했다. 게다가 '새집증후군'과 병든 학교 같은 콘크리트의 문제점들에 대한 대책도 아직 미흡한 실정이다.

　　최근에 와서야 외단열을 사용한 '에코빌리지 히노'(Ecovillage 日野)가 일본에 최초로 건설되었다. 하우스메이커는 새집증후군이 대두되면서 단번에 매출이 떨어졌다. 아파트 업체는 콘크리트 스트레스가 알려져서 단숨에 경영 위기의 나락으로 떨어지지는 않을지 걱정이다. 외단열과 목재 마감 등 친환경 사양밖에는 살아남을 길이 없다.

제8장.

유서 깊은 나무마을

오구니 마을의 나무 이야기

규슈는 예로부터 '불의 나라'로 불렸다. 그중에서도 구마모토는 '숲의 나라'이기도 하다. 그 깊은 곳에 있는 오구니 마을을 방문했다. 2002년 3월 28일 구마모토현의 북단, 오이타에 접해 있는 오구니 마을은 푸른 안개에 쌓여 있었다. 안개 사이로 어렴풋이 보이는 삼나무 숲의 풍경이 압권이다. 마을로 들어가면 맨 먼저 거대한 목조 건축물이 눈길을 끈다. 삼림조합의 건물로 트러스(삼각) 구조를 살린 회흑색 외관이 멋을 뽐낸다(일명 '오구니 돔'). 건물 내부도 물론 목재 마감이다. 책장도 책상도 모두 원목 삼나무 판재로 만들었다. 오구니 마을의 나무 프로젝트를 고안한 야리미즈 세이순 씨(삼림조합참사)가 마을의 역사를 들려주었다.

오구니 마을에서 삼나무 벌목이 시작된 것은 250년 전의 일이다. 그러다 1950년대 후반부터 본격적으로 삼나무 숲 조성이 시작되었다. 전체 숲 2,250만 평의 75%가 이후 조성된 인공림이다. 지금도 숲은 매년 3만여 평씩 넓어지고 있다. 그런데 한 해 시장으로 출하되는 나무는 1만 평 남짓에 그친다고 했다. 야리미즈 씨는 판매가 부진한 원인이 목재 가격의 폭락에 있다고 설명했다. 1973년 제1차 오일쇼크가 발생했을 때 목재 가격은 약 3만 6,700엔(m^3당)이었다. 1979년의 제2차 오일쇼크 때는 3만 9,200엔까지 폭등했다. 하지만 그때를 정점으로 목재 가격은 급락해, 2002년에는 m^3당 1만 2,000엔으로 전성기의 3분의 1에도 미치지 못하게 되었다.

나무마을의 사활이 걸린 문제였다. 때문에 팔고 남은 통나무를 활용하는 방안을 필사적으로 연구했다. 나무를 소재로 한 상품 개발이 최대 과제였다. 우선 주목한 것이 배수로의 덮개였다. 종래의 콘크리트재를 목재 블록으로 대체하기로 했다. "나무의 강도는 콘크리트의 2배입니다. 20톤의 차가 올라타도 견딜 수 있습니다." 하지만 방부처리가 문제였다. 합성수지가 좋다는 이야기를 듣고 텐쿠사의 조선소로 가서 표면에 합성수지를 입힌 목재 블록 덮개를 완성했다. 그 덮개를 400m 정도의 시범구간에 깔았지만 불만이 속출하였다. 방부처리가 잘 안 돼서 덮개가 금방 부식되었고 겨울의 서릿발에 표면이 얼어붙어 미끄러웠다. 또 장마철에 물이 불면 덮개가 너무 가벼워 물 위로 둥둥 떠올랐다. 그렇게 목재를 활용하는 첫 번째 시도는 수포로 돌아갔다.

이에 1985년, '유서 깊은 나무마을 만들기'라는 목표를 내걸었다. 우선 "오구니 삼나무를 마을의 행정, 공공 건축에 사용하자"고 미야자키 노부토시 씨가 주장했다. 대만 출신의 건축가 요우 쇼에이와의 만남이 결정적이었다. 그는 건축디자이너, 설계사로서 미국에서 공부하고 게이오 대학에서 학생들을 가르치고 있는 건축계의 재원이다. 그가 제안한 것이 '트러스 공법'이었다. 목재를 삼각형으로 짠 '트러스'를 조합하여 구조물을 만든 다음 결합부는 금속을 이용한다. '유서 깊은 나무마을'의 상징이기도 한 삼림조합 건물은 이 '트러스 공법'이 도입되면서 완성될 수 있었다. 목재 트러스 공법의 장점은 경량으로 매우 튼튼한 구조물을 세울 수 있다는 것이다. 단, 나무는 건조하면 수축하는 특성이 있는데다가 강도에 편차가 있다. 따라서 가장 큰 난관은 강도 보강이었다. "설계도를 그려 '건축허가신청'을 해도 허가가 나지 않았습니다. 국가의 건축센터에서 '강도검사'를 하라고 했죠. 강도시험을 한다면 목재의 강도기준을 만들라고 요구했습니다."(아리미즈)

이 강도실험을 통과해 오구니식 '트러스 공법'의 이름을 전국에 알릴 수 있었다. "트러스는 0.5mm의 오차밖에 허용하지 않습니다. 1mm 차이가 난다면 30개의 부재를 이으면 3cm가 달라지는 것입니다. 때문에 스케일(자)로 정확하게 측량을 하기는 어려웠죠. 그래서 우리는 전용 버니어캘리퍼스(vernier calipers)까지 개발했습니다. 세밀한 측량이 필요한 작업이었습니다." 트러스 공법은 '직소퍼즐'을 맞추는 것과도 같은 작업이다. 미세한 오차가 쌓이면 최종 지점에서 커다란 오차가 된다. 트러스 공법의 평가위원에는 철과 목재 분야 양쪽의 전문가가 입회했다. "나무의 부재와 철 플레이트를 조합한 것을 크레인을 사용하여 당겼습니다. 자그마치 6톤의 압력이 가해지고 나서야 플레이트가 끊어졌죠. 철보다 나무가 강하다는 것이 증명된 것입니다." 이렇게 해서 오구니 삼림조합의 트러스 공법은 ①가공기술 ②관리기술 ③강도실험이라는 세 가지 장애물을 뛰어넘을 수 있었다.

사진 07 트러스 공법으로 완성한 오구니돔 지붕

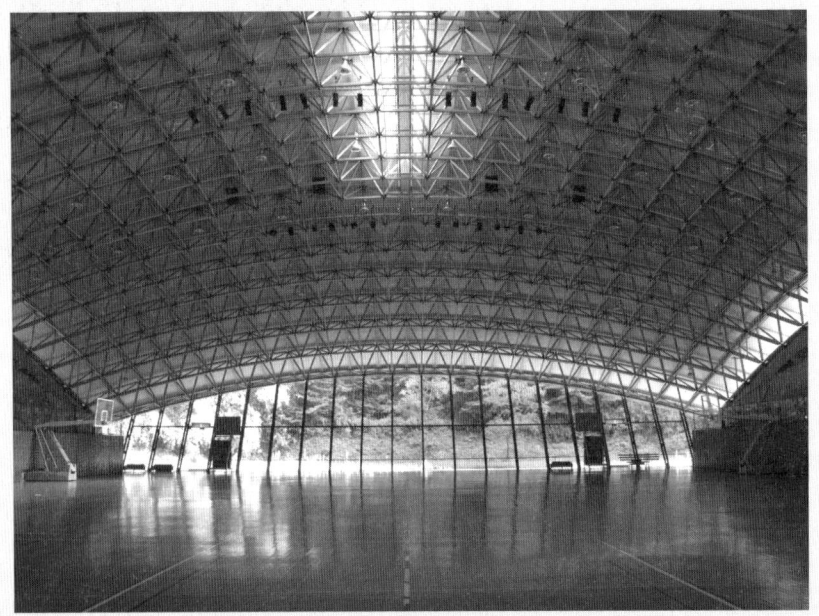

삼나무가 부른 성공

오구니의 삼나무는 품종이 두 종류뿐이다. 게다가 산이 완만하여 고저차가 적다. 품종과 고저차에 의한 품질(강도)의 편차가 크지 않다는 뜻이다. 그래서 한 번 시험을 통과하면 다음은 시험을 거치지 않고 쓸 수 있다. 오구니식 트러스 공법을 다리 건설에도 적용했다. 이른바 목조교이다. 1995년 사이타마현 히나타시를 지나는 고마가와강에 트러스 공법을 적용한 목조 다리를 건설하였다. 이름은 시민들에게 공모하여 '아이아이(あいあい)교'라고 지었다. 또 다른 다리가 사가현 간자키시에도 지어졌는데 이번에도 공모로 선택한 이름이 우연히도 '아이아이다리(愛逢橋)'였다. 본래 간자키시에는 철재 현수교를 지을 예정이었지만 계획을 바꿔 자연 소재의 오구니식 트러스 공법이 낙찰되었다. 직경 40cm의 목재로 교각을 세운 인도교는 지금까지 시민들의 사랑을 받고 있다.

현재 일본에서 트러스 공법으로 지어진 가장 큰 건조물은 오구니돔이다. 오구니돔을 짓는 과정은 고난의 연속이었다. 천신만고 끝에 도면을 완성했지만 돔용 트러스의 제조를 절반 정도 끝낸 단계에서 산사태가 공장을 덮쳐 트러스가 완전히 파괴되었다. "밤 8시가 넘었을 때까지 모두들 작업을 하고 있었습니다. 그런데 갑자기 쿵 소리가 나면서 흙더미가 밀려들었습니다. 조금만 시간이 어긋났다면 대참사로 이어졌을 겁니다." 야리미즈 씨의 떨리는 목소리에서 그날의 긴박했던 상황을 짐작할 수 있었다. 이처럼 숱한 곡절 끝에 5,602개의 삼나무 기둥을 강철 이음쇠로 연결한 오구니돔이 완성되었다.

그 후 1990년 오사카 꽃박람회장도 트러스 공법으로 짓고(이소자키 아라타 설계), 오키나와에서도 공사를 수주하는 등 새로운 시장을 개척하고 있다. 오구니에서는 목재 회사의 젊은 경영자들이 협력하여 Woody(목질)협동조합도 출범했다.

사진 08   간카키시 사랑교

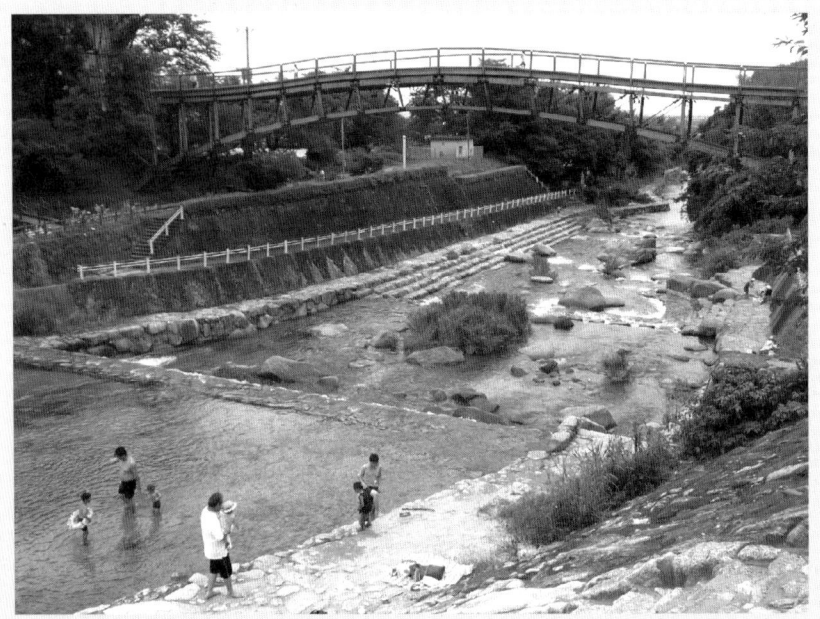

3층 이상 건물도 목조로

트러스 공법의 특징은 삼각형을 조합하여 얼마든지 거대하고 기둥이 없는 공간을 만들 수 있다는 것이다. 일본은 세계에서 손꼽히는 목조 건축의 선진국이다. 1300년 이상의 세월이 지나도 여전히 '호류지'(法隆寺)가 우뚝 솟아 있고 '도다이지'(東大寺)의 대불전(大佛殿)은 세계 최대의 목조 건축으로 사랑받는다. 그 높이는 자그마치 50m로 20층 빌딩과 맞먹는다. 그런데도 이런 일본에서조차 3층 이상의 목조 건축이 법적으로 금지되어 있었다는 것은 이해하기 어렵다. 일본은 국토면적의 68%가 삼림으로 이루어져 있는데 '목조 건축을 짓지 말라'고 정부가 금지해왔다는 것이 수수께끼라고 할 수 밖에 없다. 그 불합리한 법망의 돌파구를 연 것이 오구니돔이다. 건축법, 소방법의 어려운 문제를 통과해서 목조로도 거대 건축물을 짓는 것이 가능함을 입증했다. 오구니 돔이 건설된 뒤 '강도만 입증할 수 있으면 3층 이상 목조 건조물의 축조도 가능하다'는 새로운 법령이 제정되었다. 높이가 18.2m에 달하는 오구니돔의 외관은 삼나무 숲속에 엎드린 거대한 거북이처럼 보인다. 그래서 '빅 터틀'이라는 별칭이 붙었다. 가장 눈에 띄는 부분은 같은 규모의 콘크리트 건축물보다 훨씬 적은 비용이 들었다는 점이다. "철근콘크리트로 건설했다면 7억 엔이 들었을텐데 트러스 공법을 사용하여 5억 엔으로 건물을 완성했습니다." 의외의 결과였다. 보통은 손이 많이 가는 목조가 더 많은 비용이 든다고 알려졌다. 그런데 오구니돔을 통해 일본의 건축계를 독점한 철근콘크리트 공법이 어느샌가 고비용 공법이 되었다는 사실까지 밝혀진 것이다. 오구니돔은 나무 복권 프로젝트의 상징으로 전국적으로 목조 건축물 축조가 활성화되는 계기가 되었다.

사진 09　**호류지, 도다이지**

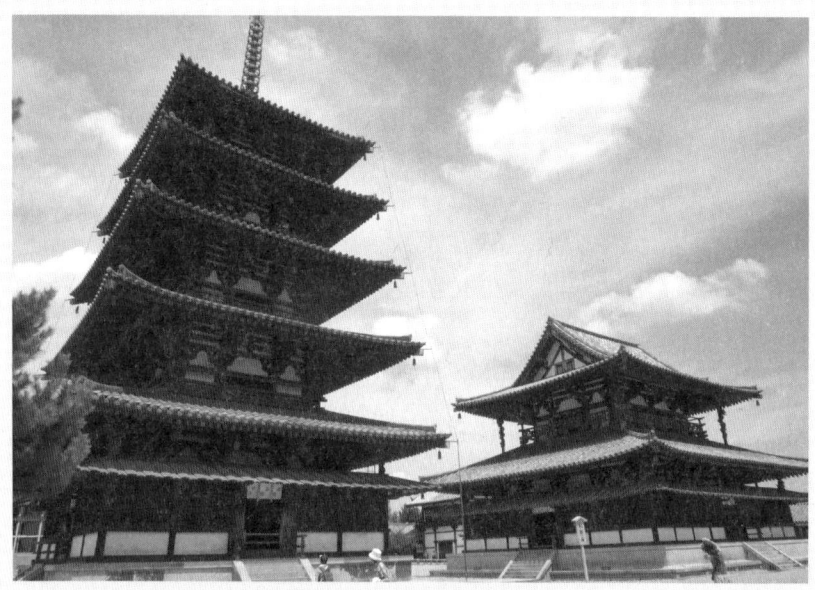

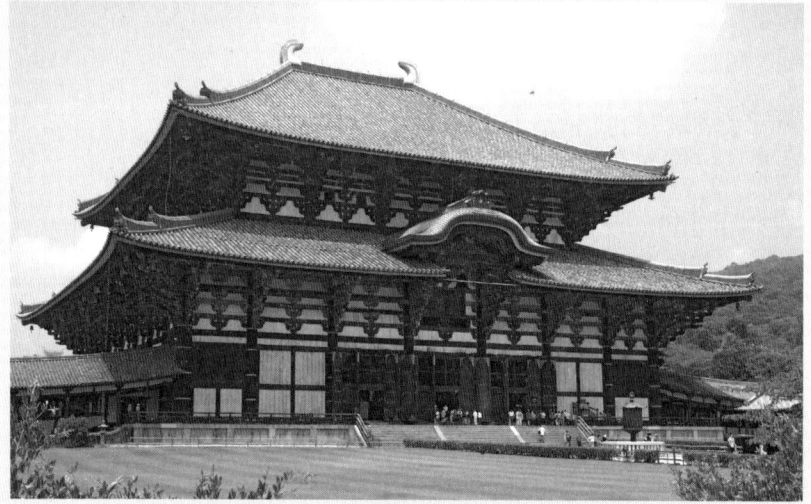

위) 호류지: 나라현에 위치한 절로 607년 창건한 일본 최고 목조 건축물 이다.
아래) 도다이지: 나라현에 위치한 절로 745년 창건되었다. 금당은 에도시대에 재건한 것으로 높이 47.5m에 달하는 세계 최대의 목조 건축물이다.

목조 건축공법의 혁명

오구니돔의 성공으로 오구니 마을에는 목조 붐이 일었다. 임업센터, 보육원, 초등학교 건물이 차례로 목조 건물로 바뀌었다. 유리, 스테인리스 등은 보강재로만 사용했다. 처음에는 목조 건물에 대한 마을주민의 반대도 있었지만 점점 개인주택과 점포, 회사, 나아가 은행 사옥까지 목조로 바뀌었다고 한다. 지역의 중소규모 건설사들도 목조 건축물 확산을 위해 발 벗고 뛰어들었다. 거기에서 독자적인 기술이 탄생했다.

● **목혼관 – 박스 보 공법**

목혼관(木魂館)은 오구니 마을의 수련시설이다. 리드미컬한 은색의 지붕과 은은한 목재 외벽의 대조가 아름답다. 봄이면 주변 산의 능선과 파란 하늘 사이로 목혼관의 지붕이 반짝인다. 참신한 건축은 이렇게 대자연 속에서 빛을 발한다. 건축도 회화와 마찬가지로 구도와 배경이 중요하다. 박스 보 구조는 사각형의 오두막을 옆으로 쌓아서 구조체를 만들고 강도를 높인다. 지붕의 리드미컬한 단차는 구조적인 장치이기도 하면서 디자인의 일부이다. 이 방식으로 하면 수십 층의 목조 빌딩도 세울 수 있다. 이 '박스 보'는 오구니 마을의 전통공법 '오키야네'[34]에서 착안했다. 목조 구조로는 유례를 찾기 힘든 대형 시설이다. 건물 내부에서 천장을 올려다보면 사각형의 보 부재가 연속적으로 얽혀 있다.

[34] 건물의 지붕이나 옥상 위에 지주를 가진 또 하나의 지붕을 우산처럼 씌우는 방식. 본래 지붕과 덧지붕 사이에 생긴 공간이 단열재 역할을 한다.

사진 10   오구니 마을 목혼관

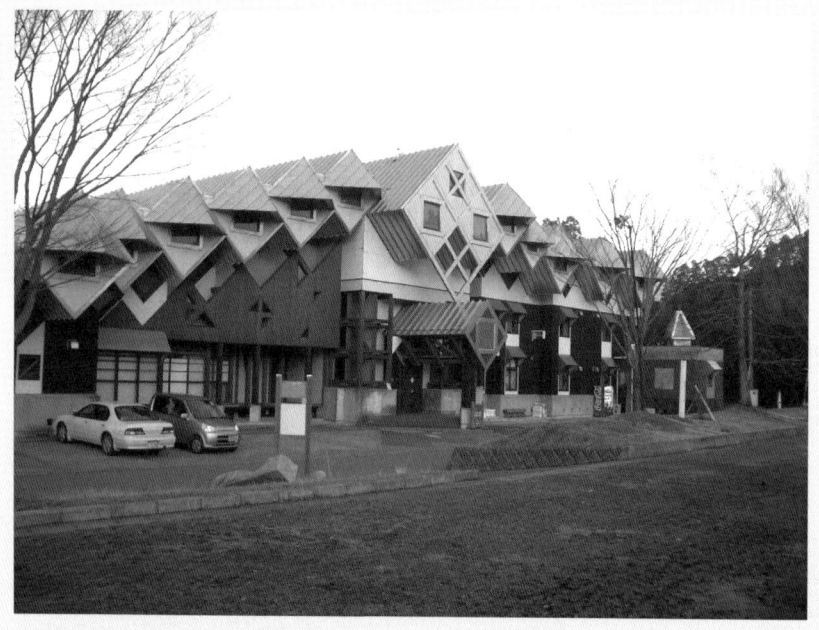

- **기타사토 바란(北里バラン) – 수직과 수평이 만들어내는 아름다움**

목혼관에 인접한 건물로 '음식과 건강의 교류관'이라는 이름으로도 불린다. 기타사토 시바사부로[35]의 생가가 바로 아래에 있어서 이렇게 이름 붙였다. 수직, 수평선의 구성으로 목혼관과 대비를 꾀하였다.

[35] 北里柴三郎(1853-1931): 오구니 출신의 세균학자. 일본 세균학의 아버지라고 불린다.

- **사카모토 젠조 미술관 – 숨 쉬는 전통주택의 조용한 조형미**

'동양의 과묵'이라 일컬어진 오구니 출신의 화가 고 사카모토 젠조를 기념하여 개관했다. 오래된 주택을 이축하여 미술관으로 개조했는데, 주변의 흰 회벽 건물들과 절묘하게 어우러진다. 미술관의 내부는 흰 벽과 칠흑의 보가 강력한 대비를 이루고 실내 전체에 다다미를 깔아 전통적이면서도 정갈한 분위기를 자아낸다.

- **파라솔센터·상공회관 – 돔 지붕의 부드러운 외관**

작은 돔이 눈에 띄는 이 건물의 정식 명칭은 '오구니 마을회관'으로, 주민의 생활을 가까이에서 돌보고 주민들의 권리를 지켜나가는 거점이다. 마을 행사의 장소로도 사용한다. 2층은 아동도서관이고, 바로 옆에 있는 중간 크기의 돔은 상공회관으로 둥근 지붕이 부드러운 인상이다.

- **사쿠라오 산장 – 큰 지붕이 아름다운 '종합교류촉진센터'**

널찍널찍한 큰 지붕이 아름다운 목조 건축으로 주민의 쉼터로 건설되었다. 정식 명칭은 '오구니 마을 종합교류촉진센터'로 여행객들을 위한 식사와 숙박도 제공한다.

- **삼림보전관리센터 – 안정적인 외관**

목조로 마감한 외관 디자인이 절묘하다. 나무를 주로 사용한 마감은 겉보기에도 부드럽고 안정된 모습이다. 오구니 마을의 삼림을 지키고 키우고 새로운 사업에 도전하는 거점으로 나무에 관련된 사람들을 위한 교류의 장이기도 하다.

- **향토관 피라미드 – 마을을 내려다보는 언덕 위의 3층 건물**

이름 그대로 피라미드 형태의 지붕이 인상적인 목조 건물이다. 농업협동조합 직영의 향토관으로 오구니 마을을 내려다보는 높은 곳에 서 있다. 유제품 가공 현장도 견학할 수 있다.

건강한 집짓기를 목표로

오구니 마을의 다음 목표는 나무로 만든 '건강주택'이다. 3년 전부터 유니버설 디자인연구소의 제안을 받아 '오구니형 건강주택' 계획을 완성했다. 현재는 사업의 첫 단계로 후쿠오카 시메마치에 모델하우스 설립을 준비하고 있다. 나무와 흙과 볏짚과 햇볕에 말린 벽돌 등 철저히 자연소재로만 건물을 짓는 것이 목표다. 또 다른 목표는 옥상녹화이다. "독일에는 지붕에 풀을 기르는 것을 의무화한 마을이 있다고 들었습니다. 건강과 에너지 효율을 위해 난방 설비를 최소화했습니다. 가격은 평당 50만 엔 이하가 될 예정입니다. 일본인의 존재 방식, 그것을 역사적으로 표현한 가장 좋은 예가 주택입니다. 그런데 지금 도시를 채우고 있는 집들은 국적 불명의 양식입니다. 마치 공산품을 찍어내듯이 집들을 짓고 있죠. 집에는 다양한 역할이 있습니다. 가족의 평화, 의사소통, 아이들의 건강과 안전, 거기에 정신의 휴식과 아토피 등의 건강까지 고려해야 합니다. 그런데 지금 일본의 건축계는 '고기밀로 공조하면 된다'고 단순하게 생각하는 것 같습니다. 주택뿐이 아닙니다. 일본 전역에 걸쳐 독자성과 고유한 문화를 잃어가고 있습니다. 마을 전체를 목조로 바꾸었습니다. 단지 관광객을 끌어들이기 위해서가 아닙니다. 해마다 10만 명이 넘는 관광객이 마을을 찾지만, 본래의 목적은 나무를 이용한 예술·문화 활동이었습니다. 그 속에서 주민들이 매력적인 삶을 살도록 하는 것이었습니다." 사업을 추진하는 오구니 임야청의 미야자키 청장의 이야기다.

오구니 마을의 도전은 향토의 목재를 활용한 새로운 문화를 창조해 나가고 있다. 현재 오구니 마을의 주민은 9,300명이다. 나무의 매력에 이끌려 이주하는 사람들도 점차 늘고 있다. 예를 들어 목혼관 맞은편 언덕에는 한 여성 음악가가 음악홀을 지었다. 산의 경사면에는 시인이 집을 짓고 정착했다. 지역 주민은 그 집을 '까마귀 집'이라고 부른다. 새까만 외관이 자못 시인과 어울린다. 이런 집들이 구석구석에 세워지면서 관광객들의 눈을 즐겁게 만든다.

　　일본의 건축가는 맨 먼저 목조 건축을 배워야 한다. 국토의 68%가 숲으로 덮인 나라에서 건축가가 목재를 무시한다는 것은 상상할 수 없는 일이다. 아이들과 노인, 환자와 같은 약자의 건강, 생명, 그리고 환경을 배려하지 않는 건물을 짓는 건축가라면 반성해야 한다. 목조 건축에 대해 모르쇠로 일관하는 건축가는 건축사 자격을 반납하라고 말하고 싶다. 나무는 건축 소재로서 여러 가지 가능성뿐만 아니라 다양한 표정을 갖고 있다. 궁금하다면 오구니 마을을 방문해보길 바란다.

목조 건축비는 콘크리트의 3분의 1

공공기관 건물을 목조로 짓는 움직임은 전국적으로 확대되고 있다. 이와테현 니노베군 죠보지마치에 신축한 주민센터는 3층 목조 건물로 경쾌한 외관을 자랑한다. 총무과의 히구치에 의하면, 이전의 청사는 낡은 목조 구조를 모르타르로 마감한 건물이었는데 지진이 오면 당장에라도 무너질 것 같았다고 한다. 개축은 처음에는 철근콘크리트조로 예정되어 있었다. 그런데 견적이 자그마치 19억 엔이나 나왔다고 한다. 열악한 재정 사정으로 사업을 취소하려는 차에 야마가타현 소재의 '쉘터'라는 벤처기업이 목조 건물을 제안해왔다. 설계는 '아틱(Attic)건축사무소'에서 맡기로 했다. 건평 702평에 전기와 냉난방설비까지 포함하여 총 5억 9,000만 엔의 비용이 들었다. 2001년 12월에 완공된 건물의 구조재는 마을의 숲에서 벌목한 낙엽송을 사용했다. 목재는 현의 임업기관에서 시험하여 강도보증서를 취득했다. 접착제는 이와테에 본사를 둔 일본 굴지의 천연접착제 제조업체 '나파스'의 스크럼하드를 사용했다. 100% 천연성분으로 만들어져 새집증후군으로부터 안전하다.

　　　　　새로운 목조 사무실은 그 안에서 일하는 공무원들에게도 호평을 받았다. "겨울에 무척 따뜻해서 난방비가 절약됩니다. 오진에 잠깐 난방을 돌리면 오후 내내 따뜻하게 보낼 수 있습니다." 주민들도 들어갔을 때 나무의 향기가 좋고 무엇보다도 싸게 지을 수 있어서 좋다며 웃는다. 가장 큰 변화는 마을에 대한 전국적인 관심이 높아진 점이다. 2001년 말 상량식 때에는 전국 각지의 지자체에서 350여명이 견학을 올 정도였다.

　　　　　설계자이자 아틱건축사무소의 대표 도쿠나 이치오는 목조 청사를 짓는 과정 자체를 마을 행사의 일환으로 생각하고 있었다. 건축가로서 대량 소비, 대량 폐기하는 건축에 의문을 품고 있던 그는 천연도료 나파스를 만나면서 품고 있던 생각을 실천할 수 있게 되었다. 나파스의 성분은 아교, 나무수

액, 고추냉이, 차조기 등 100% 천연원료이다. 죠보지마치 주민센터의 목재 접착도 전부 나파스로 마감했다. 신축 건물인데도 실내에 들어섰을 때 전혀 눈이 따끔거리지 않는다. 그는 디자인에 있어 가장 중요한 요소는 '경청'이라고 단언한다. 원래 마을은 콘크리트 청사를 구상했지만 그가 반대했다. "인구가 5,600명에 불과한 오래된 마을에 차갑고 날카로운 인상의 철근콘크리트 건축물이 세워지면 기이해 보였을 거예요. 주변이 자연에 둘러싸인 마을에 그런 건축물을 상징으로 세울 수는 없는 일이었죠. 그래서 우리 지역에서 자란 나무를 사용해 하나부터 열까지 우리 손으로 짓는 것으로 계획을 바꾸었습니다."

죠보지마치는 옻나무 생산지로 유명하다. 나무 문화의 정수는 도료인데, 이곳의 옻은 자그마치 9000년의 역사를 자랑한다. 그래서 신청사의 사무실, 회의실 등 건물 전체의 패널을 옻칠로 마감했다.

핵심은 나무가 절대 보이지 않는 디자인이라는 점. 직원들이 하루 종일 나무 안에서 근무하면 압박감을 느낄 수도 있다는 생각을 했다. 바닥, 벽, 천장이 온통 나무로 둘러싸인 집이라면 목재에 의한 피로가 쌓일 수도 있을 것이다. 직접 공간을 체험해보면 세심한 디자인 감성에 감탄하게 된다.

다케나카 공무점의 제안

이제 막 건설업계도 목조 건축으로 눈을 돌리기 시작했다. '다케나카 공무점'은 목조로 지은 6층짜리 오피스 빌딩을 개발했다. '나무로 6층 건물을 세울 수 있을까?' 얼마 전까지만 해도 사람들은 목조로 고층빌딩을 세울 수 있다는 사실에 회의적이었다. 하지만 도다이지 대불전을 보면 1200여 년 전에도 거대한 목조 건물을 짓는 기술이 있었다는 사실을 알 수 있다.

다케나카 공무점이 목조 빌딩을 제안하는 이유 중 첫 번째는 건물 신축에 따른 환경 부담을 줄일 수 있다는 것이다. 목조 빌딩을 1이라고 했을 때 철근콘크리트 빌딩의 탄소배출량은 1.8배에 이른다. 여기에 시멘트 제조에 필요한 에너지를 합치면 그 수치는 약 5배에 가까워진다. 또 시공 과정에서 나오는 부산물, 폐기물의 양은 목조 빌딩의 약 20배로 엄청난 차이가 난다(캐나다 정부: COFI 자료). 이 수치만큼 비용도 높아진다. 목조로 지은 죠보지마치 청사가 철근콘크리트의 3분의 1에 불과한 비용으로 지어졌다는 것에 관계자들은 놀라움을 감추지 못했다. 실제 비용 이외에도 환경적인 부담을 생각하면 목조는 놀라울 정도로 경제적인 셈이다.

다케나카 공무점이 제안한 목조 빌딩은 집성재를 구조재로 사용하여 방화, 내구력 시험을 통과했다. 나무로 덮인 실내는 나무의 향기로 넘치고 일하는 사람들은 더 이상 콘크리트 스트레스에 시달리지 않는다. 임야청의 삼림종합연구소 보고에 따르면 목재로 마감한 실내에서는 작업능률이 약 5% 정도 향상한다고 한다. 작업 효율만큼 생산성도 상승하는 것은 당연지사. 환경을 배려하는 에코 빌딩에서 병으로 인한 결근이 격감하고 수익도 현격히 향상된다는 보고도 있다. 학교도 하루빨리 목조로 바꿔야 한다. 콘크리트 스트레스에 고통 받는 선생님, 아이들이 하루라도 빨리 몸과 마음이 편안한 교실에서 생활할 수 있게 되기를 기다리고 있다.

제9장.

나무 향기가
가득한 학교

문부과학성의 반성

철근콘크리트 일변도였던 문부과학성의 태도에 변화의 조짐이 보인다. 도화선은 1985년에 시작된 한 조사였다. 제목은 '다양한 교육 방법을 위한 학교 시설의 문제'였다. 조사기간은 3년. 그 보고서로 다음과 같은 문제점이 드러났다.

① **면적 확대, 불연성 강화:** 2차 세계대전이 끝난 뒤 '학교 면적의 확대', '불연성 강화'라는 2가지 목표를 급속히 추진하게 되었다. 그 과정에서 건물 하나하나의 질을 돌아볼 여유가 없었다.

② **교육 관계자의 관심 저하:** 일반적으로 교사나 학교 관계자는 학교 시설에 대한 관심이 낮다.

③ **시설의 질 향상:** 학생을 소중히 하는 교육을 행하기에는 시설의 질이 현저하게 떨어진다.

④ **기후, 풍토, 문화:** 시설 계획에 지역의 기후, 풍토와 문화적 소산 등 지역 특색을 살릴 수 있는 방안이 고려되지 않았다.

⑤ **융통성과 분위기:** 학생이 하루의 대부분을 보내는 장소에 걸맞는 융통성과 분위기를 갖출 필요가 있다.

조사 결과 학교 건물의 지향점이 '양'에서 '질'로 바뀌고 있다는 사실을 알 수 있다.

학교 건물을 목재로 바꾸어라

이어서 발표된 문부과학성의 권고사항은 '앞으로 학교 건축에 있어서 적극적으로 목재를 사용할 것'을 명시하고 있다. 그 이유는 다음과 같았다.

① 목재는 부드럽고 따뜻해, 청소년기 정서 발달에 긍정적인 영향을 미친다.
② 목재는 실내의 습도를 조절하고 쾌적성을 높인다.
③ 건축 마감재로서 다양한 방식으로 사용할 수 있다.
④ 따뜻함과 안정감이 있는 교육 환경이 기대된다.

이후 일부 지역에서 목조 학교가 건설되기 시작했고 사람들은 잊어버린 목조 학교의 정취를 다시 한 번 인식하게 되었다.

"천연소재가 좋다는 것이 문부과학성의 기본적인 생각입니다. 학교 시설에 목재를 어떻게 활용할 것인지 강습회를 열고, 의자 등의 비품도 목재를 사용하도록 지도하고 있습니다. 원목 책상 등도 보급하고 있죠." 교육국 시설조성과 고토 계장은 이야기했다. '목재 이용 권고'는 1985년과 1996년, 2001년 모두 3차례에 걸쳐서 나왔다.

2001년 11월 20일의 강습회는 전국의 교육위원회 소속 위원들 가운데서 수강자를 모았다. 임야청의 협력을 받아 개최한 이 강습회에는 각 지자체의 삼림담당 직원도 참가했다. 이어 2002년 2월에는 센다이, 미야자키, 고베 지역에서 각각 2일간 개최되었다. 강연회의 내용은 다음과 같았다.

① **소규모 건물의 목조화:** 풍토, 문화, 산업에 맞는 학교 만들기 ▶학교 건물을 지역의 커뮤니케이션 센터, 평생교육원으로 활용할 수 있도록 한다. ▶일본의

전통적인 가옥 형식인 목조가 사람들에게 친숙하다. ▶소규모 교사, 세미나하우스 등 건물의 규모와 용도에 맞게 짓는다.

② **내장의 목재화:** 목재 마감을 추진하며 빈 교실을 '다다미 방'으로 전용 ▶학교의 바닥, 벽, 천장 등에 목재를 사용해 따뜻함과 안정감을 더한다. ▶맨발로 활동하는 등 아동의 활동을 자유롭게 한다. ▶예의와 전통문화를 몸에 익히고 풍부한 정서를 길러준다.

③ **옥외시설에 목재 활용:** 간벌재로 옥외무대, 집합시설 등을 설치 ▶운동장을 포함해 감성이 풍부한 아동을 키우는 환경으로 정비한다. ▶녹음이 풍부한 환경을 기본으로 옥외무대 등의 집회시설, 육상경기 등의 운동시설을 적절히 정비한다. ▶이들 시설을 간벌재를 이용하여 목재화한다.

여기에 더해 목조 학교의 아이들은 콘크리트 학교의 학생들에 비해 근시 비율이 낮다는 연구 결과도 있다(아이치 대학교 스즈무라 교수 연구팀의 보고). 나무가 자외선을 흡수하여 눈을 편안하게 하기 때문이다.

오구니 마을 아이들의 즐거운 목소리

"꼭 오구니 마을의 초등학교 이야기도 해주세요." 취재 과정에서 만난 오구니 마을의 아키요시 씨가 말했다. "니시자토 초등학교는 학생이 11명밖에 없어요. 당연히 분교였죠. 멀리 떨어진 초등학교와 통합 이야기도 나왔습니다. 하지만 우리 마을 주민들에게 학교가 없어지는 것은 상상하기 힘든 일이었어요. '어떻게 해서든지 명맥을 유지해야 한다, 마을의 상징으로 남았으면 좋겠다'고 여기저기서 의견이 모아졌죠. 그래서 건축가 스에히로 카오루 씨의 설계로 가운데를 돔으로 감싼 학교를 만들기로 했지요."

당시로서는 상상을 초월한 설계였다. 1992년에 완공된 학교는 삼나무 숲에 둘러싸여 아담하고 아름다운 모습을 뽐내고 있다. 독특한 외관은 마치 '이상한 나라의 앨리스'에 등장할 것 같다. 건축가는 "이 돔은 세계의 중심입니다. '지구의 중심, 즉 '배꼽'을 형상화했습니다. 비록 학생 수는 적지만 이 학교를 다니는 학생들 모두 세계로 뻗어나갔으면 하는 바람을 담았습니다"라고 설명했다. 안으로 들어서니 가운데 웅장한 돔이 있고 그것을 중심으로 방사형으로 학교가 뻗어나가고 있었다. 아이들의 시선을 고려해 천장도 무척 낮았다.

의자나 책상 같은 가구들도 전부 원목으로 갖춰져 있었다. "3년 전부터 파이프 의자와 스테인리스 책상 대신 나무 의자와 책상을 도입했습니다. 아이들의 성장에 맞추어 높이도 조절할 수 있습니다. 여기 초등학교뿐만 아니라 인근의 중학교도 교체가 진행되고 있습니다." 아직 한 세트 5만 엔으로 비싼 편이지만 대량 생산이 진행되면 곧 가격도 떨어질 것으로 예상된다. 상황을 설명하는 아키요시 씨의 얼굴에 미소가 가득했다.

목조 학교는 아이들이 편안히 쉴 수 있는 놀이터이다. 교실에서는 아이들이 타임캡슐 만들기에 열심이었다. 나무 의자, 책상에 대해서는 '파이프 의자보다 나무가 좋아요'라고 입을 모은다. '파이프는 딱딱하다', '맞으면 아프다', '차갑다'고 앞 다투어 말한다. 그에 비해 나무 의자와 책상은 '따뜻하다'고 한다. "앉아 있으면 따뜻해져요." 아이들이 학교에서 가장 좋아하는 공간은 돔이다. 심지어 방학 기간에도 돔으로 놀러온단다. "돔은 따뜻해요." 산속의 엄동설한에도 나무 바닥은 따뜻했다. 게다가 넘어져도 아프지 않으니 한창 활동적인 아이들에게 안성맞춤이다.

목조 학교는 아이들의 건강에 좋다. 문부과학성도 인정한 사실이다. 하지만 지금은 예산 부족으로 목조 학교 신축이 힘들다는 지자체가 많다. 차선책으로 철근콘크리트 학교의 내장만이라도 나무로 덮는, 이른바 '목재 마감 학교'가 조금씩 늘어나고 있다. 사이타마현의 다마가와무라에도 내부를 목재로 마감한 학교가 있다. 학생수 357명인 다마가와 초등학교의 목재 마감공사는 2000년 여름방학에 시작되었다. 교실과 복도, 계단은 물론 직원실과 보건실까지 학교 전체를 편백과 삼나무 간벌재로 덮었다. 비용은 약 5,700만 엔으로 신축보다 확실히 싸게 들었다. 동시에 파이프 의자, 책상도 전부 목재로 교체했다. 작은 마을의 결단에 박수를 보낸다.

사진 11 **니시자토 초등학교**

나무의 효과

콘크리트 학교를 목조 학교로 바꾸자 즐거운 변화가 생겼다. 다마가와 초등학교에서 1997년에서 2000년까지 유행성독감에 걸린 아이가 매년 20명에서 115명으로 증가하는 추세였다. 그런데 목재 마감공사가 끝난 2001년에는 15명으로 그 수가 줄어들었고, 2002년에는 단 2명만 독감에 걸리는 변화가 일어났다. 115명이 독감에 걸렸던 1999년은 전국적으로 유행성독감이 창궐했던 해로 예외로 치더라도, 목재 마감 이후의 급감은 주목할 만하다. 언론도 목재 마감 효과를 보도했다('목재 교실의 도입으로 유행성 독감 환자 감소', 『도쿄신문』 2002년 2월 8일). 당시 기사에 따르면 교실 습도가 30% 미만이었던 날이 2000년 1~3월 사이에는 14일이었는데, 목재 마감 후인 2002년 같은 시기에는 하루도 없었다. 누구나 알다시피 독감 바이러스는 기온이 낮고 건조하면 확산되는데, 목재가 실내의 습도를 적절하게 조절하면서 바이러스의 확산을 차단한 것이다. 또한 장마철의 결로 현상도 사라졌다고 한다.

그밖에도 열효율이 상승하고 심신에 안정을 주는 효과까지 확인할 수 있었다. 이 다마가와의 사례는 콘크리트 학교의 유행성독감으로 인한 학급폐쇄율 22.8%가 목조 학교에서는 10.8%로 반감했던 자료와도 부합한다. 내가 사는 동네에서도 다마가와 사례를 본받아 학교에 목재 마감을 권장하기 시작했다. 도쿄 미타카의 명문 묘조학원도 바닥은 편백으로, 벽은 삼나무로 교체했다고 한다. 이렇게 목재의 장점을 인식한 사례가 차츰 늘어나고 있다.

전국의 많은 지자체가 재정적자에 시달리는 상황에서 모든 초·중등학교를 목조로 다시 지을 수는 없는 일이다. 하지만 내부를 목재로 바꾸는 일이라면 당장이라도 시작할 수 있다. 앞에서 나온 다마가와 초등학교는 학생, 직원을 합쳐서 400여 명이 생활하는 공간이었는데 전체를 목재 마감하는 데 든 비용은 약 5,700만 엔이었다. 어린 학생들의 건강을 생각한다면 당장이라도 지불할 수 있는 비용이다. 그러나 스즈키 무네오[36] 의혹으로 드러난 것처럼 이 나라의 공공공사 비용의 3~5%는 정치가들의 호주머니로 새고 있다.

[36] 일본의 정치가. 1999년 오부치 게이조 내각에서 관방부 장관으로 재임하면서 일본인과 러시아인 우호의 집(일명 무네오 하우스)의 건설을 둘러싼 의혹이 2002년 제기되면서 자민당을 탈당하고, 9월 13일에 의원증언법 및 정치자금법 위반 혐의로 기소되었다.

사쿠라 보육원 이야기

2002년 3월 23일, 구마모토현 혼도의 한적한 주택지에 위치한 사쿠라 보육원을 방문했다. 야스다 야스코 원장은 웃음으로 우리 일행을 반겼다. 보육원의 실내는 바닥에서 벽, 천장까지 훌륭하게 천연목재 마감이었다. 2층 건물로 연면적 약 840m^2에 공사비는 약 1억 5,000만 엔이 들었다. 전체 구조는 철골과 경량콘크리트 구조인데 내부는 완전한 목조처럼 보인다.

아이를 사쿠라 보육원에 맡긴 부모들은 하나같이 아이들이 보육원에 가기를 좋아한다고 입을 모았다. "요즘 아이들은 지쳐 있잖아요. 다들 맞벌이를 하니 집에서도 편히 쉴 수가 없는 아이들이 많지요. 아이들을 맡기고 8시간에서 11시간씩 일을 하고 있어요. 그래서 보육원에서 조금이라도 편안하게 지내면 좋겠다고 생각해요. 아이를 돌봐주는 선생님들도 나무와 다다미 바닥이라 피로가 훨씬 덜하다고 해요." 현재 원생은 140명으로 이미 정원을 초과할 정도로 인기가 좋다.

보육원 선생님들에게 나무로 마감된 건물에서 일하는 소감을 물으니 모두들 '따뜻하다, 피곤하지 않다, 기분이 밝아진다'고 답했다. 그들의 얼굴에서 느껴지는 온화함과 기분 좋은 표정이 모든 것을 말해준다. '일하기 편하다, 시각적으로 치유 받는 느낌이 든다, 공기가 따뜻하고 상쾌하다'는 감상도 이어졌다. 아이들은 뛰고 미끄러지고 넘어져도 다치지 않는다며 즐거워한다.

앳된 얼굴의 한 보육사는 "초·중등학교를 나무 학교에서 다녔어요. 옹이가 선명한 낡은 학교 건물이 늘 그리웠죠"라고 이야기했다. 반면 철근콘크리트 학교를 다닌 사람들의 기억 속의 학교는 비오는 날의 썰렁함, 싸늘한 바닥으로 남아 있다. 유아 보육실 바닥에는 다다미가 깔려 있어 기저귀를 갈 때나 누워서 뒹굴거나 소꿉놀이 할 때에 편하고 안전하다. 낮잠을 잘 때는 골풀로 만든 돗자리를 깐다고 했다.

사쿠라 보육원은 지역에서 난 농산물을 이용하는 등 급식에도 세심하게 신경 쓰고 있다. "주로 보리밥이고 가끔 오곡밥을 만듭니다. 된장국, 무말랭이 같은 반찬과 함께 내죠. 유기농 보리밥을 아이들에게 먹인다고 하면 어머니들이 기뻐합니다."

식당은 식탁에서 의자까지 작지만 튼튼한 천연목재였다. 나무가 발산하는 향기로 아이들은 편안하게 식사를 즐겼다. 아이를 안심하고 맡길 수 있는 이상적인 보육원이다. 이처럼 전국 곳곳에 나무 향기 가득한 보육원, 학교가 늘고 있다. 부모로서 아이가 다닐 학교의 학군만이 아니라 아이의 생활환경과 건강까지 생각한다면, 선택은 분명해질 것이다.

제10장.

잘 가거라,
콘크리트 상자여

생명을 기르는 나무

"사람은 녹음이 없으면 살아갈 수 없습니다. 예를 들어 녹색방과 회색방, 두 가지 색의 방이 있다고 상상해봅시다. 동물들은 어느 쪽으로 갈까요? 당연히 모든 동물이 녹색방으로 갈 것입니다. 녹색이 있는 곳에 물이 있고 먹이가 있고 동료가 있을테니까요. 녹색은 생명을 기릅니다. 우리도 본능적으로 그 사실을 알고 있죠. 한 줌의 흙, 한 조각의 녹음이라도 좋으니 몸 가까이 두세요. 그것만으로도 마음이 치유됩니다." 옥상녹화를 주도했던 건축가 이시이 오사무 선생의 말이다.

그런데 오늘날 인간은 물도 먹이도 동료도 없는 회색빛 콘크리트 도시에서 살아간다. 얼마나 얄궂은 상황인가. 최근 세계적으로 도시에 사는 사람들 사이에서 도시 농장(urban farming), 베란다 가꾸기 등이 유행하고 있다. 본능을 거스르던 도시화, 산업화에 이제 몸이 반응하기 시작한 것이다.

일본의 전통은 녹색 자연을 삶의 장소로 끌어들여 감상하는 문화에 익숙하다. 분재나 분석은 말할 것도 없고, 꽃꽂이 분야도 다른 나라가 따라오지 못하는 수준이었다. 일본식 정원 또한 깊고 그윽한 정취가 뛰어나다. 주택가에서도 조그만 귀퉁이마다 한 평 남짓한 작은 정원을 곳곳에서 발견할 수 있다. 그 안에 담긴 '와'(和)[37]의 정취에 발을 멈추게 된다.

최근에 나는 '교실 하나에 정원 하나 가꾸기'를 주장하고 있다. 교실에 한 그루의 관엽식물을 기르면 실내 오염도를 낮출 수 있다. 게다가 녹색 식물은 눈을 편안하게 하고 음이온을 배출하니 아이들의 스트레스를 줄여줄 것이다.

[37] 일본을 일컫는 오래된 말. 조화, 평화, 균형을 뜻하며 일본의 전통을 의미한다. 일본인들은 자신들의 문화를 '일식(日式)'이 아니라 '와쇼쿠(和式)'라고 부른다.

인류는 어째서 고대부터 정원 가꾸기를 즐겨왔을까? 5000년 전의 이집트 제3왕조 궁전을 보면 중정에 연못을 두고 식수를 가꾸었다는 사실을 알 수 있다. 동서를 불문하고 가까이에 녹색 자연을 두고 싶어 했던 인간의 '본능'이 정원 문화로 발현된 것이다. 인류는 길을 만들면 반드시 그 옆에 가로수를 심었다. 수로 옆에는 버드나무를 심었다. 하지만 현대 건축가들은 자연을 철저히 무시하며 '서투른 건축가일수록 녹색을 사용하고 싶어 한다'고 비웃었다.

녹색을 보면 마음이 안정된다. 이 사실은 과학적 연구를 통해서도 증명되었다. 우선 녹색 잔디밭에서 운동을 한 경우 '심박수의 회복이 다른 장소에서 운동한 경우보다 1.5~2배 이상 빨랐다'는 사실이 입증되었다(『조경잡지』 40호, 1977). 그렇다면 지금 전국의 학교 운동장은 어떨까? 전국적으로 운동장을 콘크리트로 다져놓은 학교가 허다하다. 일부 시민단체가 교정의 잔디 조성을 주장하고 있는데, 학생들의 건강을 위해 속히 추진해야 할 사업이다.

"인간의 시신경은 녹색을 볼 때 안정되고, 같은 강도의 빛에서는 녹색을 더 밝게 느낀다"는 연구 결과도 발표되었다(『도시의 인간환경』, 도카이대학출판부, 1980). 인간의 눈은 '녹색'을 '자연' 그 자체로 인지해 녹색을 접하면 동공이 열리고 보다 가까이 보려고 한다는 것이다.

녹색과 α파의 관계 증명

녹색의 또 다른 장점이 뇌파 실험을 통해 드러났다. 뇌파는 뇌활동에 대응해 변하는데, 뇌가 활동을 천천히 하면 진동수가 적어지고 파장은 길어진다. 반면, 활발하면 진동수는 많아지고 파장은 짧아진다. 예를 들어 $α$파는 8~13Hz, $β$파는 14~30Hz이다. 인간의 $α$파는 보통 '눈을 감고, 정신적으로도 육체적으로도 안정적인 상태'일 때 발생한다. 이른바 '명상 상태'에 나타나는 파장이다. 이 $α$파는 '인간의 안정 상태와 두뇌, 신체 상태를 측정하는 지표'로도 활용된다. 실제로 '스트레스를 받으면 $α$파가 감소한다'는 사실도 입증되었다. 반면 스트레스를 받는 순간에 뇌는 $β$파를 발산한다.

12명의 피험자에게 A체육관, B도로, C수목원 세 장소에서 자전거 타기 실험을 진행한 결과 뇌파에 현격한 차이가 나타났다. 수목원에서 자전거를 탄 사람들에게서는 $α$파가 나온 반면 체육관에서 운동을 한 사람에게서는 $β$파만 측정되었다. 시나다 마모루 박사는 조사 결과를 기초로 다음과 같은 결론을 맺었다. "도시의 인공적인 환경은 심신을 불안정하게 만든다. 또한 자연이 많이 훼손된 지역의 사람일수록 자연을 가까이 하려는 행동 패턴이 많이 발견되었다."(『도시의 자연사』, 중앙공론사, 1980) 그럼에도 불구하고 회색의 노출콘크리트 건물로 도시를 메우려고 하는 건축가들의 시도가 매우 걱정스럽다.

표 34 　 정상적인 뇌파의 주파수

심신이 편안할 때 나오는 α파

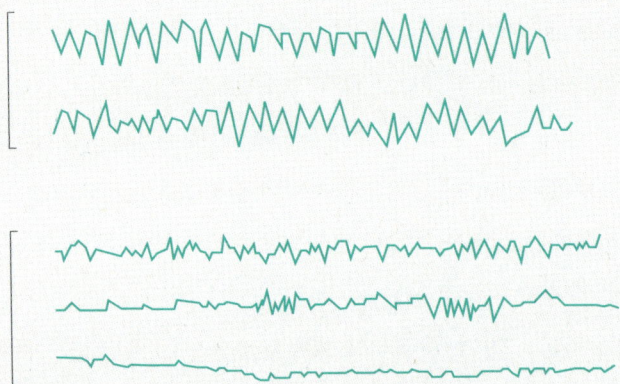

녹음 속에서 몸을 움직일 때 안정적인 α파가 나타난다

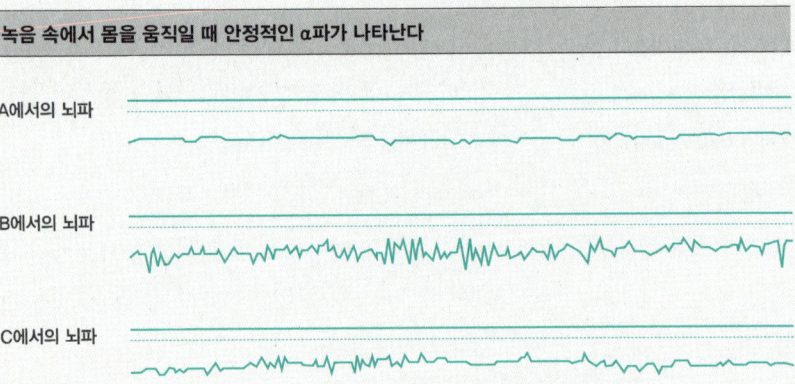

47세 남성의 뇌파

A : 실내에서 눈을 뜬 상태-β파
B : 실내에서 눈을 감은 상태-α파가 보인다
C : 녹지에서 활동하고 있는 상태-안정적인 α파가 보인다

실내 습도 유지를 위한 목재 마감

나는 얼마 전 오쿠무사시의 냇가 옆에 집을 지었다. 고향에서 자란 삼나무와 편백나무를 주로 사용했고, 내장은 도사화지(土佐和紙, 고치현의 전통종이)와 화산재, 채프월(chaffwall, 가리비 분말) 등의 천연재료를 사용했다. 2001년 6월 입주하고 첫 번째 장마가 찾아왔다. 1주일 넘게 비가 내렸고 바깥의 습도는 100%에 가까웠다. 그런데 집 안의 습도는 60%를 넘지 않았다. 놀라운 일이었다. 기둥과 보로 사용한 목재가 수분을 흡수하고 있었던 것이다. 덧붙여 염화비닐 벽지를 바른 방과 목재로 마감한 방의 습도를 비교해 보았다. 염화비닐 벽지 방은 실내 습도 20~92%로 변동 폭이 컸지만 목재로 마감한 방은 55~59%로 일정한 습도를 유지했다. 나무를 많이 사용한 방에서는 장마기간 동안에도 세탁물이 잘 말랐다.

최근 음이온 효과가 주목받고 있다. 인간이 앓는 질병의 90% 이상은 체내 활성산소가 원인이다. 그런데 양이온은 체내 활성산소를 증가시키는 반면 음이온은 줄인다고 한다. 건강에 좋은 음이온이 발생하기 좋은 습도는 40~60%이다. 목재 방의 습도는 음이온 발생에 가장 적합한 수준이었다.

결로, 곰팡이, 진드기, 해충, 부패 등을 막는 데에도 습도는 매우 중요하다. 국보급 보물과 문화재를 보관하고 있는 박물관에서는 습도 조절이 가장 중요한 과제이기도 하다. 문화재청의 수장고 설계 기준을 보면 '바닥을 목재로 한다. 내장은 두께 25~33mm의 판재로 할 것'으로 명시되어 있다.

실내에 고이는 습기는 인체에서 나오는 땀뿐만이 아니다. 주전자에 물을 끓일 때도, 욕실에서 샤워를 할 때도 수증기가 나온다. 가스를 태워도 수분이 나온다. 이밖에도 빨래나 젖은 수건 등 생활 곳곳에서 습기가 발생한다. 목조 주택에 사용되는 목재는 어느 정도 습기를 흡수할 수 있을까? 집의 구조에 따라 습도 조절 기능이 어떻게 다른지 측정한 실험이 있다. 중요한 점은 구조재로 사용한 목재를 벽속에 숨기는 공법으로는 사용한 나무의 습도 조절 기능이 4분의 1밖에 발휘되지 않았다는 것이다.

나무에서 살면 건강해진다

홋카이도에는 전 세계에서 비슷한 사례를 찾아보기 힘든 자연주택이 있다. 요양원 '나무의 성 다이세츠'가 바로 그곳이다. 나무의 성은 바닥도 벽도 천장도 온통 나무를 사용했다. 이곳에서 치료를 받고 있는 환자들에게 물으니 '병세가 좋아졌다, 병에 잘 걸리지 않게 되었다'라는 대답이 45.2%에 달했다. 마감에 사용한 크로스나 융단 카펫 등도 전부 천연소재이다. 요즘 유행하는 '방습기밀필름'은 일체 사용하지 않았고 나무와 나무를 이은 전통조립공법을 사용해 집 전체가 숨을 쉴 수 있게 했다. 나무의 성은 친환경 저에너지주택으로 평가 받아 환경청 장관상을 수상했다. 하버드 대학을 시작으로 해외 연구자들의 방문도 끊이지 않고 있다. 일본의 건축·주거 문화가 지향해야 할 방향을 제시한 건물이다. 일본뿐 아니라 전 세계적으로 심리적, 육체적 치료를 위한 요양소, 치유의 공간은 대체로 숲속 깊이 자리한다. 그런데 장소는 숲속을 선택하면서 건물을 콘크리트로 짓는다면 어딘가 잘못된 설계이다.

지금 일본사회는 여러 면에서 붕괴에 직면해 있다. 정치, 경제, 의료, 식량은 물론 건축 또한 예외가 아니다. 매일 터져 나오는 스캔들의 폭풍은 이 나라의 어두운 현재를 보여준다. 하지만 정치가, 관료, 대기업이 진실을 감추고 이익을 챙기는 시대는 머지않아 끝날 것이다. 건축계도 마찬가지다. 대기업 건설사의 붕괴와 노출콘크리트로 영화를 누린 건축가들의 몰락이 눈앞으로 다가왔다. 더 이상 빤한 속임수는 통하지 않는다. 우리는 마음 편히 쉴 수 있는 집, 그런 건축물을 기다리고 있다. 생명을 기르는 '인생의 그릇'을 모두 함께 만들어 가야 하지 않을까?

마치며

"공업고등학교 건축 교과서에서 목조재래공법이 사라졌다."『건축저널』 2002년 5월호는 일본 건축계의 현실을 고발했다. 기사에 따르면 현재 교과서에서 가르치는 것은 2X4공법뿐이라고 한다. 목조 건축은 대학에서도 가르치지 않으며 오직 목수들의 도제제도를 통해서만 겨우 명맥을 이어가고 있다.

천년의 시간이 지났어도 여전히 육중한 자태를 간직하고 있는 호류지와 세계 최대의 크기를 자랑하는 도다이지 대불전은 온난하고 습윤한 일본 기후 풍토에 목조 건축이 가장 적합하다는 사실을 몸소 증명한다. 그런데 목조공법을 교과서에서 지우고 2X4공법만을 남겨둔 건축계의 횡포에 눈앞이 아득해진다.

"건축가들 중에서 목조 설계도를 그릴 수 있는 사람은 채 2%가 되지 않습니다. 왜냐하면 대학에서 가르치지도 않고, 특히 목조 건축은 현장에서 직접 실습하지 않고는 배울 수 없기 때문입니다." 평소 가깝게 지내는 한 건축가의 고백이다. 그럼에도 목조 주택을 설계하는 건축가는 많다. "그들은 아이들 장난 같은 평면도를 그려서 목수에게 넘깁니다. 세밀한 설계는 현장에서 목수가 직접 하고 있죠. 제가 목조 설계를 가르친 젊은 여성 건축가가 한 설계사무소에 취직했는데 '목조를 그릴 수 있는 직원이 들어왔다'며 전 직원이 그녀의 작업을 지켜봤을 정도입니다. 그 사무소에서 목조 주택의 설계도를 그릴 수 있는 사람은 그녀뿐이더군요."

이처럼 우스꽝스럽고 참혹한 현실을 낳은 병의 원인은 거대 건설사와 그들이 후원하는 정치가들 사이의 밀접한 관계, 이른바 '무네오 신드롬'이다. 스즈키 무네오 본인은 의원을 사퇴했지만 가스미가세키[38]에는 아직도 199

[38] 일본의 관청이 모여 있는 곳.

명의 '무네오'가 암적으로 활동하고 있다. 그렇게 돈의 힘(권력)은 이념도 진실도 감춘 채 우리의 주거 환경과 삶을 왜곡시키고 있다. 전국의 모든 건축가들, 대형 건설사 사원들, 중소규모의 공무점 운영자들, 건축 교육자들, 정부, 지방자치단체의 건축행정가들 모두에게 바란다. 사욕을 버리고 콘크리트 환경이 우리의 건강에 어떤 영향을 미치는지 직시해야 한다. 아이, 노인, 환자 같은 '약자'의 목소리에 귀를 기울이길 바란다. 목조가 무리라면 목재 마감이라도 시작해야 한다.

전국을 뒤덮은 노출콘크리트 보육원, 학교, 대학, 병원, 사무실, 아파트…. 이 건물들의 내장을 목재로 바꾸는 것만으로도 얼만큼이나 건강해질수 있을까. 나무 향기가 나는 곳에서 생활하는 사람들의 얼굴은 웃음과 평온함으로 넘칠 것이다. 그 웃음을 되찾게 하는 것, 그것이 세상을 움직일 수 있는 모든 사람들의 사명이다.

2002년 가을
오쿠무사시의 귀뚜라미 소리를 들으며
후나세 슌스케

옮긴이의 말
: 당신이 살고 있는 회색 사막을 경계하라

2012년 4월 29일 철도기술연구원은 외부 온도와 관계없이, 3일 걸리는 콘크리트 양생을 하루 만에 끝낼 수 있는 거푸집 개발에 성공했다고 발표했다. 지금은 초기 비용이 비싼 게 단점이지만 공기 단축으로 인하여 연간 2~3조 원의 공사비를 절감할 수 있다고 한다.

이처럼 콘크리트에 관련된 기술은 발전을 거듭하고 있다. 원하는 모양을 만들어내기 쉽고, 웬만큼 오래 버틴다. 수요는 공급을 이끌어, 콘크리트는 다른 친환경 재료로 대체하기에는 이제 너무 싼 재료가 되어버렸다. 많이 쓰는 만큼 종류도 다양해지고 획기적인 기술 개발도 가능해진 것이다.

우리에게 콘크리트는 너무 익숙하다. 도시를 가득 덮은 회색 덩어리들을 잠시라도 피하긴 힘들다. 집, 하면 아파트를 떠올리는 우리 정서에서 콘크리트로 만들지 않은 집은 상상하기 어려울지도 모른다. 『콘크리트의 역습』은 온통 콘크리트로 둘러싸인 현실을 비판하고 대체 재료로써의 목재 사용을 강력히 권한다. 콘크리트가 인간에게 미칠 수 있는 생물학적, 정신적인 악영향을 목재가 치유할 수 있다는 것이다.

이 책은 우리로 하여금 환경, 건강, 생명의 관점에서 건축을 바라보게 만든다. 지금까지의 건축이 보여주기 위한 것, 깜짝 놀랄만한 조형물로만 생각해왔다면, 앞으로의 건축은 '사람을 위한 것'으로 변해야 한다는 이야기이다. 어떤 건축물에서 생활하는 사람에게 가장 중요한 것은 '공간'이 아니라 '공간의 질'이라는 저자의 말이 새롭다.

건축이라는 거대한 세계에서 모든 귀결점은 결국 '사람'이다. 재료적인 측면에서 콘크리트는 사람에게 위해를 가할 수 있는 물질이 분명하다. 건축주와 사용자는 자신의 몸과 접촉하는 건축 재료의 특징과 장단점을 정확히 이해하고 경계하는 마음으로 건축 행위를 바라봐야 할 것이다.

이 책은 건축 재료에 대해 보다 심도 깊은 이해를 제공하며 우리 눈에 보이는 건축, 건물, 그리고 자신의 집에 대해 다시 생각해볼 수 있는 기회를 제공한다. 미흡한 역자에게 건축을 진지하게 생각할 수 있는 기회를 주신 도서출판 마티에 감사드린다.

옮긴이 박은지

콘크리트의 역습

후나세 슌스케 지음
박은지 옮김

초판 1쇄 인쇄 2012년 11월 30일
초판 1쇄 발행 2012년 12월 3일

발행처: 도서출판 마티
출판등록: 2005년 4월 13일
등록번호: 제2005-22호
발행인: 정희경
편집장: 박정현
편집: 이창연·강소영
마케팅: 김영란
디자인: 땡스북스 스튜디오

주소: 서울시 마포구 서교동 481-13번지 2층 (121-839)
전화: (02) 333-3110
팩스: (02) 333-3169
이메일: matibook@naver.com
블로그: http://blog.naver.com/matibook
트위터: http://twitter.com/matibook

CONCRETE JUTAKU HA 9NEN HAYAJINI SURU
Copyright ⓒ 2002 Shunsuke Funase
All rights reserved.
Originally published in Japan by Futami Shobo Publishing Co
Korean Translation Copyright ⓒ 2012 by Matibooks
Korean edition is published by arrangement with Futami Shobo Publishing Co
through HonnoKizuna Inc., and BC Agency.

ISBN 978-89-92053-71-6 (03610)

값 13,000원